À la mémoire d'Aymeric

La vie à tout prix

Vincent Ricco

Récit autobiographique

Préface

Après plus de vingt ans passés au sein de différents services de secours préhospitaliers, ainsi que dans un service parisien de soins intensifs, j'ai éprouvé le besoin de partager mon expérience avec le lecteur. J'ai réalisé quelques milliers d'interventions sur voie publique, comme à domicile, dans des usines ou des prisons. J'ai soigné autant de patients à l'hôpital, dans des conditions souvent ignorées du grand public. Les agressions, les accouchements, les accidents domestiques ou sur la route, ou encore les attentats et les situations de fin de vie, m'ont confronté aussi bien au désespoir et à la douleur, qu'à la joie et à l'immense satisfaction de sauver des vies.

La variété et l'intensité des situations traversées, ainsi que la richesse des innombrables rencontres, m'ont avant tout fait penser à l'écriture d'un roman d'aventure. Mais je ne suis pas un grand écrivain, et suis malheureusement un piètre lecteur. Il me paraissait donc impossible de rédiger un livre complet, narrant une histoire fictive, uniquement basée sur des faits réels. Il me paraissait plus pertinent de me pencher vers la rédaction d'une autobiographie, mais plusieurs facteurs entraient alors en jeu. Avant tout, et pour des raisons évidentes, l'anonymat des lieux et des personnes devait absolument être respecté. Ensuite, l'emploi de la première personne et du passé ne me permettaient pas de faire apparaître à leurs justes valeurs la complexité et l'intensité des situations. J'ai donc pris l'option de me placer en tant qu'observateur, et j'ai rédigé ce livre au présent et à la troisième personne, afin de faire vivre ces événements au lecteur en temps réel et de les rendre ainsi plus vivants.

L'ensemble des faits sont authentiques, et rapportés de la manière la plus fidèle possible. Les personnages sont tout aussi réels, mais ayant travaillé avec des centaines d'hommes et de femmes, je n'ai bien sûr pas pu parler de tout le monde. Pour maintenir la simplicité de la lecture, j'ai donc pris la liberté d'associer certaines situations avec des personnages qui ne s'y trouvaient pas forcément.

Au travers de ce livre, j'ai pour objectif principal de faire découvrir au lecteur l'envers du décor. Que se passe-t-il lorsque l'infirmier n'est pas dans la chambre du patient, ou que le pompier n'est pas auprès de sa victime ? Comment l'hôpital public et les services de secours fonctionnent-ils au quotidien ? Comment soigner de plus en plus de malades avec de moins en moins de moyens, tout en gardant la qualité des soins et la rapidité d'intervention ? Comment les pompiers et les soignants se sont petit à petit transformés en cibles faciles ? Toutes ces questions trouvent leurs réponses dans cet ouvrage…

Vincent Ricco, octobre 2022

1
Le début d'une histoire

Il est 5 heures du matin lorsque le réveil commence à chanter Beat It de Michaël Jackson. Il fait nuit noire dans la chambre, mais les coups de boutoir du synthétiseur et les solos irréels de guitare électrique font petit à petit émerger Enzo. Il était encore jusque-là profondément endormi, mais Ludivine, sa compagne, a le sommeil beaucoup plus léger et commence à remuer dans le lit. C'est un signe pour Enzo et le rappel qu'aujourd'hui il travaille du matin. Il doit se presser pour ne pas être en retard et prendre sa garde à l'hôpital à 6 h 45. Mais la couette est chaude, et les chiffres rouges du réveil rappellent que nous sommes en hiver, et que dehors, le thermomètre frôle les - 2°C. Enzo éteint la musique du réveil à contrecœur et se glisse hors de la couette en essayant de ne pas réveiller sa compagne. Ludivine, 33 ans, soit deux de moins que lui, travaille, elle aussi, dans un hôpital, mais sur une autre commune, et au sein de la pharmacie, où elle est préparatrice. Cela fait dix ans que ce couple s'est rencontré, et aujourd'hui, ils ont deux petites filles, Lilou, 6 ans, et Charlotte, 2 ans. Lilou est une petite fille sensible, très intelligente et amoureuse des animaux, dont elle veut faire son métier, puisqu'elle a toujours rêvé de devenir « docteur pour animaux », c'est-à-dire vétérinaire. C'est l'ainée, et elle prend très à cœur son rôle de grande sœur. Elle adore ses deux parents, mais Œdipe ne l'ayant pas encore quittée, elle est très proche de son papa. Charlotte, quant à elle, est beaucoup plus extravertie, délurée, et déborde d'énergie et de malice. Elle est l'opposée de sa sœur et trouve toujours comment l'énerver. À elles deux, elles font le bonheur de leurs parents !

La famille se complète de Sparky, le berger allemand de 8 ans, de Maya, la vieille chatte des villes qui ne s'est jamais habituée à la campagne, du lapin, du couple de chinchillas, des deux cochons d'inde, des poissons, des gerbilles, des quatre poules, du coq enroué… Autant dire qu'Enzo et Ludivine ont toujours adoré les bêtes, et que leur maison ressemble aujourd'hui à une arche de Noé en perpétuel renouvellement. Dans la famille, tout tourne autour des animaux. La journée commence par la promenade de Sparky, et elle se termine de la même manière. Il faut également remplir les gamelles d'eau et de nourriture de tout ce petit monde. Si Ludivine ose s'occuper de son petit-déjeuner avant de mettre de l'eau fraîche à Maya, celle-ci miaulera jusqu'à avoir ce qu'elle veut ! Si l'auge des poules n'est pas suffisamment pleine, c'est le coq qui va se charger de réveiller le voisinage. Quant aux différents rongeurs, leurs cris et leurs odeurs ne laissent jamais la possibilité d'oublier de leur donner à manger ou de nettoyer leurs cages.

Ce matin, lorsqu'Enzo pose un pied à terre, la maison mal isolée et son parquet froid lui rappellent instantanément qu'il faut vite mettre des chaussons et s'habiller. La musique de son chanteur préféré encore dans la tête, il se déplace à pas de loup, jusqu'à la porte donnant sur le couloir du premier étage.

Un petit passage rapide et silencieux par les chambres des filles lui permet de gonfler son moral à bloc avant de commencer la journée. Lilou dort à moitié assise, le livre qu'elle lisait la veille au soir pour s'endormir encore entre ses mains. Charlotte, elle, la tête enfouie sous une montagne de peluches et de jouets, dort paisiblement et rêve probablement de ces licornes qu'elle adore.

Depuis que Lilou et Charlotte sont entrées dans la famille, Enzo a fait le choix de les emmener vivre à la campagne avec leur mère, à trente kilomètres de Paris et quarante de son nouveau lieu de travail. Ils habitent aujourd'hui une petite maison perdue au milieu des champs, entourée des quelques habitations de leurs rares voisins. La maison de la fin des années 1980 est de taille moyenne. La toiture en mauvais état et les gouttières rouillées montrent bien que les gens qui vivent ici ne sont pas fortunés. Devant la demeure se trouve un *front yard* comme disent les Américains ; un petit jardin planté de quelques arbres, dont un palmier et un jeune olivier. Enzo a même planté des arbustes fruitiers, permettant, à la belle saison, de se régaler de framboises, groseilles, cassis et autres myrtilles. Une cour pavée permet quant à elle de relier la rue au garage de la maison. Le tout étant séparé de l'extérieur par une petite clôture en grillage vert, et un vieux portail en bois motorisé par Enzo à son arrivée.

C'est de l'autre côté de la maison que la famille passe le plus clair de son temps. 1 500 m² de terrain font le bonheur du petit couple et des enfants. Les nombreux arbres qui entourent la vieille piscine hors-sol permettent de faire un peu d'ombre à l'abri de jardin lorsque les chaudes après-midis d'été assèchent la pelouse. Un pommier donne chaque année plusieurs centaines de kilos de fruits. Un prunier, un noisetier, des poiriers et des fraisiers remplissent eux aussi les tartes et les compotes estivales. Au fond du jardin bordé de haies de thuyas, se trouve un champ dont les cultures changent tous les ans.

Leur petit hameau se trouve à plusieurs kilomètres du village, qui, lui-même, ne renferme que 400 habitants et aucun commerce. Ici, pas de transports en commun et pas de taxi à héler. Autant dire que pour faire les quinze kilomètres jusqu'à la grande surface la plus proche, il est préférable de posséder une voiture. La problématique est la même pour se rendre au travail, puisque la gare la plus proche se trouve à vingt minutes de voiture, et imposerait près de deux heures de trajet le matin comme le soir. Enzo et Ludivine se rendent donc dans leurs hôpitaux respectifs en voiture. Lui est en horaires décalés. Il travaille soit de 6 h 45 à 15 h 00, soit de 13 h 45 à 22 h 00 et n'est, de ce fait, pas souvent confronté aux embouteillages, ce qui lui permet de rester moins de deux heures par jour sur la route. Pour

Ludivine, c'est différent ; à la pharmacie de l'hôpital, elle a des horaires de bureau. Elle part entre 7 et 8 heures du matin, et rentre entre 17 h 30 et 18 h 30. Elle est donc toujours aux heures de pointe et passe ainsi beaucoup de temps à écouter l'autoradio de sa petite Citroën cabossée et rouillée.

Lorsqu'Enzo a acheté cette maison il y a quelques années, le premier hiver a été difficile. Les cinquante centimètres de neige non déblayée par la voirie et les congères de plus de deux mètres ont empêché les habitants d'atteindre la route départementale la plus proche pendant plus d'une semaine. Les gens ne sortaient de chez eux que pour dégager la neige qui bloquait l'ouverture des portails et des volets. Pendant près de dix jours, le petit hameau s'est alors retrouvé coupé du monde et incapable de se réapprovisionner.

La campagne n'entraine bien sûr pas que des contraintes. Ici, les gens vivent à un rythme différent. Fini la course frénétique des passants qui défilent dans la rue, perdus dans leurs pensées et pressant le pas pour ne pas rater leur métro ou leur bus. Fini les klaxons, les sirènes de police, les gens qui crient dans la rue et le ciel marron toute l'année à cause de la pollution. Ici, les gens sont « zen », ils se serrent la main lorsqu'ils se rencontrent au coin d'un chemin. Ils ne se sentent pas agressés lorsque le regard d'un autre croise le leur. Ils s'apprécient et s'entraident tout au long de l'année. Tout le monde se connaît, les adultes comme les quelques dizaines d'enfants du village.

Le paysage a lui aussi changé du tout au tout depuis qu'Enzo a fait le choix de partir vivre à la campagne. Fini le périphérique saturé et les boulevards à perte de vue. Aujourd'hui, lorsqu'il est à la maison le matin et qu'il emmène les filles à l'école en voiture, il passe entre des champs et au travers d'une forêt pour atteindre l'entrée du petit village. Juste devant l'école, se trouve un grand pré que se partagent une vingtaine de chevaux et de vaches highland. Ces vaches rustiques sont magnifiques avec leur pelage fourni et leurs longues cornes pointues.

Fini la ville, sa pollution, son stress et son bitume à perte de vue, sans espace vert, sans endroit calme et sans animaux. Ici, le paysage change avec les saisons, et le thermomètre n'est pas le seul à varier avec les humeurs du climat. En ce début de février, les champs ont été labourés et, sur certaines parcelles, les agriculteurs ont même semé des céréales qui donneront ces belles couleurs jaune ou verte au printemps, puis or en été. Mais aucune plantation ne pointe encore le bout de ses tiges et le marron de la terre domine toujours dans les immenses champs. Les arbres sont entièrement nus, les oiseaux ne chantent pas aussi frénétiquement qu'en été, et même les chiens du voisinage gardent leurs pattes au chaud. Dans le jardin, la piscine semble endormie, sans le ronronnement paisible du système de filtration, et sans les cris des enfants qui s'amusent dedans en été. Les feuilles mortes parsèment la terrasse et la rendent particulièrement glissante. Le potager n'accueille pas encore les nombreux plants de fruits et légumes qui feront la joie de Lilou et Charlotte dès l'arrivée du printemps. Le barbecue est recouvert de sa bâche d'hiver, et le tas de bois qui se trouve devant l'abri de jardin sera juste suffisant pour les nombreux feux de cheminée qui rythment les froides soirées de ce début d'année.

Lorsqu'Enzo ouvre les volets du salon, dehors il fait encore nuit noire, et dans la rue sombre, l'éclairage urbain ne fait plus son office depuis bien des heures. Les ténèbres et les recoins obscurs du hameau sont laissés à l'imagination de chacun. Les oiseaux eux-mêmes ne chantent pas encore, et Sparky se contente de lever une paupière pour observer son maître, avant de se rendormir dans son grand panier d'osier. Ce matin de février, les champs ne sont pas encore recouverts de neige, mais Enzo sent le froid humide et piquant qui lui fait regretter sa couette. Il referme vite la fenêtre pour ne pas refroidir la maison, et commence à se préparer pour cette grande journée, sa première journée.

Il y a tout juste quelques mois, Enzo était encore étudiant dans un Institut de Formation en Soins Infirmiers, et rêvait d'obtenir un jour un poste au sein d'un service de pointe, d'un service prestigieux, où il pourrait sauver des vies. Aujourd'hui, après presque quatre ans d'études et de stages au sein de différents hôpitaux, cliniques et crèches, c'est enfin chose faite. Depuis un mois, il est en intégration dans le service des soins intensifs d'un grand hôpital parisien. Concrètement, cela veut dire que depuis quatre semaines, une collègue infirmière plus chevronnée l'encadrait pour lui apprendre les ficelles du métier, dans ce service si particulier. Les responsabilités et le stress omniprésent se trouvaient donc principalement sur les épaules de sa collègue, et lui ne connaissait pas encore la sensation d'être potentiellement responsable de la vie et de la mort de ses patients. Mais aujourd'hui, c'est le grand jour, ce sera sa première journée aux commandes de son propre secteur et il sera garant de la sécurité et du bien-être de ses patients, pour le meilleur comme pour le pire.

Après une douche et un petit déjeuner rapide, notre « bébé infirmier » entre dans son garage et prend quelques secondes pour admirer la dernière voiture pour laquelle il a craquée. Voilà en effet son grand point faible, les belles voitures. Depuis qu'il est tout petit, il regarde passer dans la rue ces bolides, puissants et rutilants, qui le font tant rêver. Juste en entendant le bruit de l'échappement, il sait reconnaître ses voitures préférées, les grosses américaines des années 1970. Mais cette fois-ci, il a craqué pour une allemande des années 2000, plus facile à trouver, et surtout plus sûre à conduire. Elle a un moteur V10 de 5 litres et 500 chevaux. Il n'a pas besoin de tout ça pour aller travailler, mais c'est plus fort que lui, toutes ses économies y passent à chaque fois. Cela énerve profondément Ludivine, et Enzo sait qu'elle a raison, mais c'est son plaisir, et il continuera probablement longtemps d'assouvir sa passion. Après avoir contemplé sa belle allemande, il ouvre la porte du garage. Dehors il gèle et il y a du givre sur le pare-brise de la voiture de Ludivine, qui est garée dans la cour. Il se dit donc qu'il va falloir faire encore plus attention que d'habitude pour conduire les quarante kilomètres de nuit, sur ces routes de campagne, sinueuses et très accidentogènes.

Il ne faut pas traîner, il est bientôt 6 heures, et Enzo doit prendre sa garde avant que 7 heures ne sonnent, et que ses collègues de nuit ne commencent à se demander où il est et pourquoi personne ne prend leur relève. Il attrape donc son sac, son manteau, et entre dans la voiture, où il met le chauffage et le désembuage à fond. Après avoir refermé la porte du garage et le portail de la maison, il prend la route vers Paris, pas encore totalement réveillé, mais bien décidé à donner une bonne impression pour son premier jour en solo.

2
De la difficulté de choisir

Après deux kilomètres, Enzo entre dans ces virages qu'il redoute tant. Six virages serrés et enlacés, en moins de cinq cents mètres, dans une grande pente. Ces courbes sont enfouies au fond de la forêt, et ont déjà causé trop d'accidents, dont certains mortels. Ce tronçon est connu de tous les gens de la région, et chacun sait qu'il faut l'aborder avec beaucoup de prudence et d'humilité. C'est au troisième virage que les premières lumières clignotantes apparaissent, comme un appel à l'aide que la nuit sombre essaierait de dissimuler au travers des arbres denses. Enzo comprend tout de suite ce que cela veut dire.

— Et voilà ! Encore un qui s'est cru plus fort que la route ! râle Enzo.

Une première voiture apparait dans le sens de la montée, à moitié sur le bas-côté. Son avant est enfoncé, mais il n'y a pas de dégâts majeurs qui pourraient laisser craindre le pire. Personne dans la voiture, personne autour, seule la fumée du pot d'échappement indique que le moteur tourne toujours, et que l'accident vient probablement de se produire. Enzo slalome entre les morceaux de voiture qui jonchent le sol.

Dix mètres plus loin, une deuxième voiture, celle-ci dans le sens de la descente, fait immédiatement comprendre à notre infirmier mal réveillé que le choc a été terrible. Le conducteur est passé au travers du pare-brise, et gît à plat ventre, à moitié sur la chaussée et sur l'herbe du bas-côté. Enzo stoppe immédiatement sa voiture en travers de la petite route, avec toutes ses lumières et warnings allumés pour limiter les risques de suraccident.

— Ne bougez pas ! J'arrive ! Je suis pompier !

Il va pour se jeter sur le conducteur, mais en s'approchant de la voiture accidentée, il remarque une deuxième forme humaine à la place du passager avant, la « place du mort ». Comme chef d'agrès chez les pompiers volontaires et anciennement chez les Pompiers de Paris, Enzo est déjà intervenu à de nombreuses reprises sur des accidents de la route, et il a malheureusement déjà vu beaucoup de morts et de blessés graves, avec des séquelles irréversibles. Mais là, il est seul, sans matériel, sans ses hommes, et sans quiconque pour l'aider à cette heure bien matinale. Les deux victimes sont immobiles et éloignées l'une de l'autre. Il va donc falloir faire un choix entre le conducteur et le passager.

Leurs états sont-ils graves, sont-ils même vivants, et lequel aura le plus besoin de secours ?

Je dois rester calme et efficace ! songe Enzo.

Alors qu'il a déjà composé le 18 sur son téléphone portable pour appeler des renforts, et en attendant que l'opérateur réponde, il s'approche du conducteur allongé sur le bas-côté. Ce n'est pas un homme, mais une femme d'une cinquantaine d'années. Le sang qui s'écoule doucement de sa tête n'a pas encore maculé le sol, mais suinte en continu le long de son visage. Les gémissements qui sortent de la bouche déformée font comprendre à Enzo que cette pauvre femme respire encore. Elle peut donc attendre qu'il soit allé voir l'état du passager.

Il rassure sa première victime d'une parole chaleureuse, et pose sur elle la couverture de survie qui est toujours présente dans le coffre de sa voiture. Il est temps d'aller voir la deuxième victime, qui se trouve, elle, encore dans la voiture accidentée.

En s'approchant du véhicule dévasté, il constate que la deuxième personne est elle aussi une femme. En arrivant au niveau de la portière, Enzo a beau crier à la passagère de lui ouvrir, celle-ci, la tête posée sur ce qui reste du tableau de bord, ne lui répond pas.

— Madame, ouvrez les yeux, regardez-moi ! crie Enzo.

Il décide donc de rentrer par le côté conducteur pour pouvoir s'approcher de la femme et mieux évaluer son état.

— Madame, ouvrez les yeux, serrez-moi la main, comment vous appelez-vous ! hurle Enzo à la pauvre femme.

Son sac à main encore posé sur ses jambes, la septuagénaire ne donne aucune réponse aux injonctions d'Enzo. Aucun signe de respiration, pas de pouls ; c'est à ce moment-là que l'opérateur du 18 répond enfin, au grand soulagement d'Enzo.

Ouf ! Enfin ! pense le chef d'agrès impuissant sans ses hommes et son matériel, en levant les yeux au ciel comme s'il recevait une réponse à une prière interne.

— Les pompiers bonjour ! Quel est le motif de votre appel ?

— Bonjour, je suis sur la RD90, entre Saint-Loup-des-Bois et Mailly-les-Vignes. Il y a un accident de la circulation impliquant deux voitures en choc frontal. Il y a deux victimes en état grave. Une première femme d'une cinquantaine d'année, comateuse mais qui respire, avec une plaie hémorragique de la tête, et une deuxième femme septuagénaire en arrêt cardiorespiratoire, et incarcérée dans la voiture. Je suis tout seul et ne peux pas faire grand-chose… répond Enzo, de marbre en apparence, comme à son habitude, mais si désemparé à l'intérieur.

— D'accord monsieur, ne vous inquiétez pas, je vous envoie immédiatement les pompiers, le SAMU et la gendarmerie !

En raccrochant, Enzo est rassuré de savoir que les secours vont arriver rapidement, mais il est inquiet, car il est seul en rase campagne, avec deux femmes dont la vie ne tient qu'à un fil et à ses modestes compétences de secouriste isolé.

Notre pauvre Saint-Bernard doit alors faire un choix cruel et difficile. Il ne peut pas se dédoubler, et ne peut donc s'occuper correctement de deux personnes. Son aide doit-elle aller vers la passagère, qui va forcément mourir s'il ne lui fait pas les gestes de premiers secours ? Ou bien doit-il plutôt décider de s'occuper de la conductrice, beaucoup plus accessible au bord de la route, mais dont l'état semble moins grave ? La voiture est tellement déformée qu'Enzo ne peut atteindre la passagère en prenant une position adaptée pour réaliser un massage cardiaque efficace, mais il prend la décision de le tenter tout de même.

— Un et deux et trois et quatre… compte le secouriste à haute voix.

Les compressions thoraciques ne s'arrêtent que pour laisser régulièrement la place aux insufflations d'air dans la bouche de la vieille femme. Les minutes passent, mais aucun signe de vie n'apparaît et Enzo entend de moins en moins les gémissements de la conductrice toujours allongée sur la route.

C'est donc après de longues tentatives infructueuses de lui venir en aide et la mort dans l'âme, qu'il doit se résoudre à sortir de la voiture pour retourner voir la conductrice.

— Je suis vraiment désolé madame, je dois vous laisser, mais c'est pour aller m'occuper de votre amie ! chuchote Enzo à la vieille dame, comme si elle pouvait encore l'entendre.

En arrivant près de la pauvre femme, il constate que plus aucun son ne sort de sa bouche et qu'elle ne respire plus. Seuls de faibles battements de cœur sont le signe que la vie ne l'a pas encore totalement abandonnée. Alors qu'Enzo allait débuter un bouche-à-bouche, il voit avec soulagement une lumière s'approchant à travers les arbres, ainsi que le bruit d'un moteur. C'est la voiture de quelqu'un qui est probablement sur la route du travail. Un homme d'une trentaine d'années, en costume cravate, sort de la voiture et court vers Enzo, affolé.

— Il y a beaucoup de victimes ? Vous êtes seul ? Je peux faire quelque chose ? demande l'automobiliste.

— Il y a une femme en arrêt cardiorespiratoire dans la voiture, mais je ne peux pas l'atteindre suffisamment pour lui faire un massage cardiaque efficace. Il y a aussi cette dame qui ne respire plus. J'ai déjà appelé les secours, mais je suis seul et je ne peux pas tout faire. Venez me remplacer au bouche-à-bouche, pour que je puisse retourner m'occuper de la passagère ! répond Enzo à toute allure.

L'infirmier voit alors le visage de l'homme se décomposer, et celui-ci s'arrêter net au milieu de la route.

— Je ne serai pas capable de faire du bouche-à-bouche, c'est trop dur et j'ai peur d'attraper des maladies ; je suis désolé ! annonce l'automobiliste.

— Alors balisez la route avec ce que vous pouvez en attendant que les secours arrivent ! lance Enzo.

Une deuxième voiture arrive alors et un homme en sort à son tour, l'air énervé.

— Qu'est-ce que c'est que ce bordel ? Qu'est-ce que vous foutez ? Il faut dégager la route, je suis pressé et vous bloquez toute la circulation ! crie l'homme âgé d'une grosse vingtaine d'années.

— Allez vous faire foutre, vous en parlerez avec les gendarmes qui arrivent ! Moi, je n'ai pas le temps de discuter avec vous ! répond Enzo effaré et furieux.

L'homme, encore plus énervé qu'à son arrivée, remonte dans sa voiture, claque brutalement la portière et fait demi-tour. Après avoir fait rugir son moteur et crisser ses pneus, il disparait dans la nuit.

Reprenant ses esprits et sans perdre une seconde de plus, Enzo se lance alors dans ce bouche-à-bouche pour lequel il s'est tellement entrainé ces dernières années. Il a réalisé cette technique sur des mannequins des milliers de fois, mais jamais sur de vraies personnes. En pompier, il utilise du matériel d'oxygénothérapie, avec des masques d'inhalation. Il n'y a qu'à la télévision que les soldats du feu font du vrai bouche-à-bouche, sans matériel.

Enzo a l'espoir de maintenir la femme en vie jusqu'à l'arrivée des secours. Normalement, le froid devrait le paralyser, mais l'adrénaline lui donne toute l'énergie dont il a besoin. Il pince le nez de la femme et lui ouvre la bouche, avant de coller la sienne dessus. Il souffle alors dans les poumons de la malheureuse tout l'air se trouvant dans les siens. Puis il se relève, et recommence, inlassablement. La femme est bien sûr inconsciente, mais ses yeux sont ouverts, comme souvent dans cette situation. Alors, à chaque fois qu'Enzo se relève d'une nouvelle insufflation, il croise le regard de cette dame qui semble l'implorer de la sauver. C'est aussi en se relevant qu'il voit le premier automobiliste, à quelques dizaines de mètres de lui ; celui-ci essaie tant bien que mal de baliser la route avec un triangle de sécurité qui semble bien trop petit pour que les conducteurs puissent le voir de suffisamment loin pour ralentir.

Après plusieurs minutes interminables dans la tête d'Enzo, il se rend compte que les battements de cœur se sont arrêtés. C'est le signe qu'il va devoir réaliser un massage cardiaque en plus du bouche-à-bouche. C'est aussi le signe que la vie est en train d'abandonner la quinquagénaire. Dès la première compression sternale, Enzo sent des côtes se briser sous ses mains, mais il sait qu'il doit absolument continuer. Notre secouriste a à peine débuté son massage cardiaque qu'il entend alors dans le lointain, un son familier qui lui redonne de l'énergie. C'est un « deux-tons » ! Cette sirène si connue des Français, alternant le grave et l'aigu, est le signe qu'un véhicule de secours va bientôt apparaître. Ce deux-tons là est grave et lent, c'est un engin pompier, probablement celui du centre de secours le plus proche.

Une minute plus tard, l'énorme camion rouge surmonté d'une échelle s'arrête près de l'accident. Toutes lumières et gyrophares allumés, l'engin est le nouveau « phare » indiquant l'emplacement de l'accident aux autres moyens de secours. Le chef d'agrès s'approche d'Enzo, pendant qu'un autre pompier commence à poser des cônes de Lübeck sur la chaussée. Ce sont ces cônes orange et blancs qui servent à délimiter les zones de chantier ou d'accident sur les routes.

— Bonjour monsieur. Nous allons prendre le relais, dit le chef d'agrès.

— Bonjour, répond Enzo au comble du soulagement. Je suis pompier moi aussi, et je suis infirmier. Je peux peut-être vous aider, car il y a une deuxième victime en arrêt cardiorespiratoire dans la voiture. Elle est incarcérée et je n'ai rien pu faire seul.

— D'accord, alors continuez de masser, on va s'installer avec notre matériel et l'oxygène, réplique le chef d'agrès.

La scène est surréaliste, on se croirait dans une série américaine. Mais là, c'est la vraie vie, et Enzo n'est ni George Clooney, ni Patrick Dempsey. Dans les minutes suivantes, les gendarmes, puis le SAMU, arrivent sur les lieux et remplissent chacun les tâches pour lesquelles ils sont là. Après environ quarante minutes de réanimation sur la conductrice, le médecin du SAMU décide qu'il n'y a plus d'espoir et ordonne aux différents secouristes d'arrêter de masser. C'est en se relevant qu'Enzo constate qu'une couverture recouvre la tête de la passagère encore dans la voiture. Avec un immense sentiment d'impuissance, il comprend alors qu'il n'a pu sauver aucune de ses deux victimes, et que deux vies viennent de s'arrêter brutalement sur une petite route de campagne.

Enzo demande l'autorisation à l'officier de gendarmerie de pouvoir partir, car il est toujours sur la route du travail. En récupérant son téléphone portable dans la poche de son manteau si chaud et confortable, il constate qu'un appel en absence est indiqué, un quart d'heure plus tôt. C'est le cadre des soins intensifs qui s'inquiète de ne pas voir arriver son nouvel infirmier. Enzo le rappelle immédiatement, et d'une voix lasse, explique la situation. Il va devoir retourner chez lui pour se changer, car il est recouvert de sang et de terre. Il espère être dans le service dans une heure. Le cadre, compréhensif, le rassure et lui indique que ses collègues s'occuperont de ses patients jusqu'à son arrivée.

Enzo a choisi de vivre sa vie au service de celle des autres. Il ne peut pas rester inactif face à la souffrance. Mais comme chaque soignant et chaque secouriste, il n'est ni un surhomme, ni un héros. Il a ses faiblesses et ses incertitudes, ses défauts et ses travers. Le doute est son inspiration et la crainte est son armure. Alors sur le chemin du retour vers la maison, il repense à tout ce qui vient de se produire. Il n'a pas pu remercier le premier automobiliste qui s'était arrêté pour l'aider. Il se demande s'il aurait pu faire mieux ; s'il n'aurait pas dû insister plus sur la passagère, plutôt que de l'abandonner à son sort ; si son intervention a vraiment servi à quelque chose, alors que les deux victimes sont décédées. A-t-il choisi le bon métier, et sera-t-il capable de voir chaque jour des gens mourir et des familles pleurer ? Autant de questions qui hanteront Enzo pendant longtemps.

3

Un nouveau cœur pour une nouvelle vie

De retour chez lui pour abandonner ses vêtements souillés et adopter une tenue plus correcte, Enzo tombe sur Ludivine, Lilou et Charlotte, levées et prenant leur petit-déjeuner. Il les embrasse sans mot ni explication, malgré leurs regards interrogatifs, et reprend la route vers le travail. En repassant sur les lieux de l'accident, l'ensemble des moyens de secours sont déjà repartis vers de nouvelles missions. Seule une dépanneuse est encore présente, avec son mécanicien qui termine le nettoyage de la chaussée encore couverte des débris des deux épaves dont une seule est encore présente, rappelant l'horrible évènement qui vient de se produire. Enzo ne saura jamais qui était dans l'autre voiture… Il est toujours dans ses pensées et imagine toutes les fins possibles pour les deux femmes, en fonction de différentes décisions qu'il aurait pu prendre. Les trente-six kilomètres jusqu'au travail n'ont jamais semblé aussi courts et Enzo arrive dans Paris sans même s'en rendre compte.

Ce matin, en contemplant la façade de l'hôpital, Enzo se dit qu'il est enfin infirmier « à part entière », et qu'il va prendre sa première garde en tant que telle au sein du difficile service des soins intensifs. Le gros point négatif, c'est qu'il est en retard pour son premier jour, et que cette première impression restera probablement imprimée de longs mois dans les esprits de son cadre et de ses collègues.

Si au moins j'avais pu sauver une des deux femmes, cela aurait pu être une bonne journée... se dit l'infirmier.

L'hôpital qu'il a en face de lui n'a qu'une dizaine d'années, mais son style architectural très moderne et très imposant n'en reste pas moins très classique. Près d'un demi-kilomètre de long, d'immenses murs de béton morcelés de très nombreuses petites fenêtres toutes identiques, et dont l'austérité n'a d'égal que le manque d'entretien. Devant le service des urgences, plusieurs véhicules du SAMU et des pompiers attendent que leurs équipages respectifs ressortent de l'hôpital pour se remettre disponibles et retourner vers de nouvelles interventions. Juste après l'entrée des urgences, se trouve la barrière donnant accès au parking du personnel. C'est cette lourde barre de métal, qui, la semaine dernière, avait assommé le docteur Menard. Ce médecin venant travailler à moto avait vu sa journée de travail stoppée net par un énième dysfonctionnement du système de sécurité du parking.

Enzo est fier de son badge siglé infirmier, qui va lui permettre d'ouvrir la fameuse barrière, et de pénétrer dans ce parking où il laissera son précieux bolide jusqu'à la fin de sa garde.

Bon, maintenant il faut rentrer la voiture dans ce minuscule passage, sans toucher les murs et avant que la barrière ne retombe sur le capot ! se dit Enzo.

C'est un succès !

Mais il est plus de 8 heures du matin, et les places sont déjà toutes prises par les collègues arrivés vers 6 h 30. Comme lorsqu'il travaille d'après-midi, Enzo va devoir laisser sa voiture dans une allée, collée à un mur, avec l'espoir qu'elle ne gênera personne et qu'elle ne sera pas abîmée dans une manœuvre ratée. Une fois garé, il faut retraverser l'immense parking souterrain malodorant et humide, pour arriver jusqu'aux portes coupe-feux donnant accès aux interminables couloirs de l'hôpital. Seuls quatre ascenseurs se chargent d'amener personnel et visiteurs jusqu'à leurs destinations respectives. Or, il est déjà tard, et les nombreux patients des consultations essaient eux-aussi d'accéder aux étages. La malencontreuse aventure de ce matin oblige donc Enzo à attendre de longues minutes que les portes s'ouvrent enfin sur une cabine avec suffisamment de place pour se faufiler à l'intérieur. Dans la cabine se mêlent amputés en fauteuil roulant, personnes âgées accrochées à leur pied de perfusion, familles angoissées et personnels pressés. Arrivé au troisième étage, où se trouvent entre autres les soins intensifs, il faut maintenant récupérer une blouse propre avant de se rendre au vestiaire. Dans le casier fermé à clé, se trouvent les nouvelles blouses d'Enzo. Elles sont encore d'un blanc immaculé, contrairement à celles des collègues, devenues grises, à force de lavages répétés, de taches de sang ou de désinfectant. Les poches ne sont pas encore déchirées, et le tissu n'a pas encore rétréci.

Sa blouse sous le bras, Enzo accélère le pas pour aller se changer au vestiaire. L'étage en compte plusieurs, tous mixtes, où l'ensemble du personnel soignant quitte ses confortables vêtements civils pour revêtir cette tenue blanche asexuée et volontairement mal taillée. Seul le système de fermeture diffère entre hommes et femmes. Les blouses destinées aux hommes possèdent une ouverture totale sur le devant, fermée par une rangée de boutons métalliques fatigués. Celles destinées aux femmes sont quant à elles intégralement fermées devant, sauf quelques boutons en haut de la poitrine, permettant de passer la tête. Une fois le précieux badge accroché, Enzo, un peu stressé, respire un grand coup et se dirige vers l'entrée de son service.

Comment vais-je être accueilli avec autant de retard ? Vais-je trouver ma place au milieu de cette grande équipe soignante déjà très soudée ? Comment seront mes patients du jour ? Ferai-je des erreurs potentiellement mortelles ? La journée apportera à Enzo son lot de réponses, mais aussi de nouvelles questions…

À cette heure tardive, l'ensemble du personnel est déjà à la tâche depuis longtemps. Les internes ont terminé leur visite sous le regard parfois dictatorial mais souvent protecteur des chefs de clinique, qui eux-mêmes sont partis faire leurs consultations à différents étages de l'hôpital. Les deux internes (des médecins en cours de spécialisation) des soins intensifs sont devant leurs ordinateurs, plongés dans les dossiers des vingt patients du service. Les aides-soignants passent, eux, de chambre en chambre pour terminer les toilettes et récupérer les derniers plateaux du petit-déjeuner. Une femme, accompagnée d'un énorme chariot monté de balais, de seaux et de serpillères, s'attache à nettoyer les couloirs du service. Les infirmières, quant à elles, sont toutes invisibles, réparties dans les chambres des patients, en train de leur prodiguer les soins indispensables.

Enzo n'a pas encore fini de signer le cahier de présence, que le téléphone sonne déjà. C'est Alexandra, la chef de clinique, qui appelle pour annoncer qu'un cœur est disponible pour Mme Jamin, la patiente arrivée il y a un mois, au début de l'intégration d'Enzo. Notre infirmier, surexcité, va annoncer la bonne nouvelle à Simon, l'interne, alors plongé dans ses pensées sur le dossier d'un autre patient.

— Simon, lance discrètement Enzo à l'interne pour attirer son attention. Alexandra m'a dit qu'on a un cœur pour Mme Jamin. Elle doit être au bloc dans moins de deux heures. Je vais la préparer avec Martine, mais n'oublies pas de prescrire tous les médicaments et examens à réaliser avant son départ pour le bloc !

— OK, j'appelle Alexandra et je vois avec elle, car je n'ai pas vraiment l'habitude, répond l'interne dont le sang vient de se glacer de peur, à l'idée de devoir manager une situation aussi peu pratiquée.

Enzo traverse le service pour trouver Martine, son aide-soignante du jour. Elle fait partie de ceux qu'on appelle les « anciens ». Elle était là à l'ouverture des soins intensifs il y a dix ans, et n'a jamais quitté le service. Elle a son franc-parler, est redoutée par certains, mais elle connaît parfaitement son travail et sera donc d'une grande aide pour donner toutes ses chances à Mme Jamin. La préparation des patients pour une transplantation cardiaque ne fait pas partie des actes réalisés couramment et Enzo commence à mesurer la charge qui vient de lui tomber dessus. Le stress est là, et la présence rassurante de Martine ne sera pas de trop pour venir à bout de cette responsabilité écrasante pour un premier jour en solo.

— Bonjour Martine ! Tu vas bien ? demande l'infirmier à son binôme du jour.

— Hey ! Salut Enzo ! Alors, cool pour un premier jour désintégré ! répond Martine.

— Euh, tu rigoles ? J'ai jamais préparé un patient pour une transplantation, je suis paniqué !

— T'inquiète, à nous deux on va gérer, tu vas voir !

Pose d'une nouvelle perfusion, toilette, dépilation, prise de sang, médicaments injectés ou ingérés, tâches administratives... Après une bonne heure et demie de travail, Mme Jamin est enfin prête pour partir recevoir son nouveau cœur, et les esprits d'Enzo et de Martine se détendent enfin.

— Alors, tu vois, on a géré comme des pros et on a même le temps d'aller se prendre un petit café ! dit joyeusement Martine à son infirmier.

— T'es certaine qu'on n'a rien oublié ? Je suis sûr qu'on a zappé quelque chose !

— Arrête de stresser ! Je t'assure que pour une première, tu étais très bien.

— Merci Martine, heureusement que tu étais là pour m'aider.

Il n'y a plus qu'à attendre l'appel du bloc. Lorsque celui-ci arrive enfin et que les brancardiers se présentent, on peut sentir l'angoisse dans le regard de Mme Jamin. L'équipe de transplantation est déjà venue la voir à de nombreuses reprises pour lui donner l'ensemble des informations sur son état, ainsi que sur la suite de sa prise en charge après l'opération. Mais ils lui ont aussi et surtout indiqué les risques importants de décès durant l'intervention et dans les jours suivants. La pauvre femme se sent donc tiraillée entre deux sentiments totalement opposés et mélangés. L'immense joie de recevoir un nouveau cœur et de pouvoir, peut-être, reprendre une vie presque normale, et la profonde peur de ne pas se réveiller, et de ne jamais revoir ses proches.

Enzo peut lire l'angoisse dans les yeux de sa patiente. Il sait que ses chances de survivre à l'intervention sont moins importantes que celles d'y succomber. Il sait aussi que Mme Jamin a très bien compris que la situation est gravissime et que le combat n'est pas gagné d'avance. La tension est lourde dans la chambre, mais l'infirmier doit garder à l'esprit la possibilité pour sa patiente de débuter une nouvelle vie.

Après le départ de Mme Jamin pour le bloc, Enzo essaie de rassembler ses idées pour reprendre le cours normal de sa journée de travail. Il fait quelques transmissions avec Martine, afin de décider ensemble du programme des prochaines heures et des choses importantes à faire. Mme Jamin étant partie, il reste encore à Enzo trois patients, plus une chambre vide qui devrait rapidement se remplir. Les malades déjà présents sont tous gravement atteints, mais relativement faciles à prendre en charge. En revanche, nul ne sait quel type de patient remplacera notre future transplantée, et quels problèmes arriveront avec lui.

Après avoir passé plusieurs heures à rattraper son retard, notre infirmier souffle enfin un peu, et décide de se mettre devant l'ordinateur, afin d'y entrer l'ensemble des informations importantes de la journée. Les transmissions écrites demandent de la concentration, et sont obligatoires car médicolégales. Elles servent en effet de preuves devant les tribunaux. Il faut se remémorer chaque patient, chaque soin, et faire apparaitre les différents problèmes, ainsi que les solutions apportées.

C'est à ce moment que Viviane décide de faire son apparition. C'est une infirmière du service, transférée aux soins intensifs il y a quelques mois, après avoir été mutée de service en service pendant des années. La cinquantaine, mais maquillée comme si elle en avait trente de moins, Viviane possède un charisme très impressionnant pour notre petit nouveau. Elle est très extravertie et personne ne peut passer à côté d'elle sans la remarquer. Elle a toujours des histoires à raconter sur ses exploits du passé, et sur ses facultés exceptionnelles à venir à bout des problèmes. Elle sait tout, elle a tout vu, tout fait et connaît tout le monde… Plusieurs collègues ont déjà prévenu Enzo qu'il devait se méfier d'elle, mais pour le moment, l'« ancienne » impressionne plus notre « bébé infirmier » qu'elle ne lui fait peur.

— Bonjour Enzo, lance Viviane au jeune infirmier concentré sur son travail. Alors, un départ sur les chapeaux de roue pour un premier jour ! Tu aurais dû m'appeler, tu sais que je sais tout faire et que tout aurait pris beaucoup moins de temps avec moi !

— Bonjour Viviane, dit Enzo en grimaçant un sourire. Je ne savais pas que tu étais là, mais merci tout de même. Je m'en souviendrai la prochaine fois.

Il faut que j'arrive à me débrouiller seul et surtout sans elle. Si je lui dois quelque chose, je sens que je vais le regretter ! se dit le jeune infirmier.

Viviane repart alors de son coté du service, fière, en marchant avec un déhanché pouvant laisser imaginer qu'elle présente la dernière robe d'un grand couturier lors d'un défilé de mode. Ses nombreux et voyants bijoux sont presque aussi ostentatoires que son rouge à lèvres débordant et incompatible avec sa fonction d'infirmière. C'est avec soulagement qu'Enzo la regarde s'éloigner.

Le reste de la garde se passe beaucoup plus calmement que le début, et à 15 heures, Enzo récupère sa voiture et prend le chemin du retour. Sur la route, seul face à ses souvenirs, il se remémore tous les détails de cette journée qui avait si mal commencé, et qui va peut-être se terminer par la renaissance d'une femme dont le cœur ne fonctionnait plus correctement. Une heure plus tard, en repassant sur les lieux de l'accident, seules des traces de sable sur la chaussée et des morceaux de rétroviseurs cassés rappellent la tragédie du matin. La mort a emporté les deux femmes mais la vie est passée à autre chose.

Si je n'étais pas tombé par hasard sur l'accident ce matin, je ne saurais pas à quel point il était dramatique, et cela aurait peut-être été mieux... se dit Enzo, de nouveau envahi par ce sentiment d'impuissance.

En arrivant chez lui, il est accueilli par Sparky, qui déborde d'énergie pour faire la fête à son maitre. Le berger allemand sait que si Enzo rentre à la maison, c'est que l'heure de la promenade est enfin arrivée. Il se met devant la porte d'entrée, comme pour rappeler à son maître que la campagne les attend et qu'il ne doit pas enlever ses chaussures. La queue du chien bat de droite à gauche et de gauche à droite, avec une nette accélération lorsque les regards du berger allemand et de l'infirmier se croisent. La respiration de Sparky est de plus en plus rapide et l'excitation de plus en plus forte, alors Enzo pose son sac, prend la laisse et referme la porte de la maison après avoir laissé sortir le chien hystérique d'avoir passé la journée tout seul.

— Allez mon chien, on va prendre l'air ! Tu veux aller attraper les boules de neige ? lance le maître, comme si le chien pouvait lui répondre.

Dehors, la boue et les flaques d'eau recouvrent les chemins, mais le vent froid de février a chassé les nuages. Le soleil inonde la campagne de ses rayons multicolores et seules les traces blanches des avions rompent avec le bleu du ciel. Aujourd'hui, Enzo a décidé de faire une longue promenade avec Sparky, et cette solitude temporaire ravive les souvenirs de l'accident du matin. Pourquoi le destin a-t-il été aussi brutal avec ces deux femmes qu'Enzo ne connaissait pas ? Avaient-elles des enfants, des conjoints ? Étaient-elles parentes, ou amies ? Aurait-il pu intervenir différemment et sauver les deux malheureuses ? Où était passé le conducteur de l'autre voiture ? Tant de questions pour lesquelles Enzo n'aura probablement jamais de réponse.

Après une heure de promenade, Enzo et Sparky retournent à la maison, où ils arrivent en même temps que Ludivine, qui a récupéré les filles à l'école.

— Bonjour Papa ! dit Lilou.
— Bonjour Papouni ! renchérit sa sœur.
— Bonjour les filles, vous avez passé une bonne journée ? répond le père comblé par l'arrivée de sa petite famille.
— Coucou chéri, moi aussi j'ai passé une excellente journée, dit Ludivine en sortant de la voiture les bras chargés de sacs de provisions.

Enzo aime lorsqu'il travaille le matin, car cela lui permet de passer plus de temps avec sa compagne et ses deux filles. Travaillant un week-end sur deux, et ayant des horaires décalés, il ne profite pas assez à son goût de sa petite famille, et Lilou se charge souvent de le lui rappeler.

Après avoir fait les devoirs et une micro-partie de jeux de société, Enzo prépare rapidement le dîner avec Ludivine, car il va devoir se coucher tôt. En effet, demain, comme aujourd'hui, il sera du matin, et devra se lever à 5 heures. C'est en préparant le repas qu'il raconte sa journée mouvementée à Ludivine, qui l'écoute sans rien dire. L'accident, le nouveau cœur, la première journée ; toutes ces choses qui resteront à jamais gravées dans sa mémoire.

Enzo se dit qu'il a volontairement choisi les soins intensifs et les pompiers pour l'adrénaline, mais il se demande combien de temps il pourra tenir le rythme. Les interventions en pompier et les malades de l'hôpital ne sont pas tous catastrophiques, heureusement, et les moments positifs sont légion ! Mais ces instants de répit seront-ils suffisants pour avoir la motivation nécessaire et affronter les jours difficiles ? Le soutien de sa famille et de ses parents permettront-ils à Enzo d'assumer ses choix de vie et son orientation professionnelle pendant de longues années ?

Demain sera un autre jour, et apportera son lot de bonnes et de mauvaises nouvelles ; de décès et de renaissances ; de rencontres passionnantes avec des personnes dont les histoires de vie sont souvent bouleversantes. Il est temps que le sommeil emporte Enzo et lui permette enfin de trouver la paix.

4

Clémentine

C'est aujourd'hui le premier anniversaire de l'arrivée d'Enzo aux soins intensifs. Cette année a été riche en émotions et en apprentissages. Les internes sont partis et ont laissé la place à de nouveaux, qui vont eux aussi, à leur tour, s'en aller vers un autre service. Alexandra est maintenant aidée dans sa tâche par Édouard, le nouveau chef de clinique, qui compte bien laisser sa trace dans l'histoire du service. Édouard, 33 ans, grand et mince, est plutôt bel homme et il le sait. Il est brillant et devrait rapidement obtenir une place de praticien hospitalier, synonyme de stabilité et d'un grand pas vers le professorat. Il est très proche du personnel paramédical, et très apprécié des infirmières et aides-soignantes. Cela ne fait que six mois qu'il est là, et pourtant, il donne déjà l'impression de faire partie du service depuis de longues années.

Viviane est de plus en plus compliquée à gérer pour Enzo et ses collègues. Elle est maniaco-dépressive, alcoolique et nymphomane. Autant dire que ce mélange détonnant n'est pas du goût de tout le monde dans le service. Elle passe le plus clair de son temps à aller d'un collègue masculin à un autre, dans l'espoir d'arriver à ses fins. On pourrait se demander si elle n'a pas choisi les soins intensifs uniquement pour leur représentation masculine plus élevée qu'ailleurs. En effet, ici, comme dans tous les autres services hospitaliers, les femmes sont largement plus représentées que les hommes, mais ces derniers sont tout de même davantage présents ici qu'ailleurs. Aux soins-intensifs, dans le personnel médical, au moins les deux tiers sont des hommes. Pour ce qui est des paramédicaux, en plus d'Enzo, il y a Joël l'infirmier et Gao l'aide-soignant.

Joël est arrivé en même temps que Martine et il est considéré comme le pilier du service. Quarante-cinq ans, 120 kilos pour 1 mètre 80, il est martiniquais et bon vivant. Il connaît les soins intensifs, leurs règles cachées et son métier comme sa poche. De caractère jovial, il s'entend bien avec tout le monde et tout particulièrement avec Enzo. Notre jeune infirmier pompier et lui sont rapidement devenus amis, car ils partagent beaucoup de traits de caractère et ont la même vision de leur travail. Joël est toujours là pour aider Enzo et lui apporter ses précieux conseils. Tous deux sont sur le même roulement de week-end et ont quasiment le même planning. Ils vont ensemble aux mêmes soirées après le travail et Joël est déjà venu plusieurs fois profiter du jardin d'Enzo et de sa piscine.

Gao, quant à lui, est arrivé il y a quelques semaines, et a déjà fait sa place dans cette équipe aux forts caractères. Cet

Haïtien de 35 ans est beaucoup apprécié par l'ensemble de ses collègues pour son travail irréprochable et pour sa gentillesse. Avec son 1,80 mètre et ses 80 kilos de muscles, il est taillé comme un roc, et est à ce titre souvent appelé pour maitriser les patients agités. Depuis qu'il est arrivé, Viviane est sur son dos et ne le lâche pas. Comme avec tous les autres hommes de l'étage, elle fait sa cour et son grand numéro, dans l'espoir que le bel Haïtien succombe à ses charmes. Est-ce les presque vingt ans d'écart, ou les caractères diamétralement opposés qui séparent nos deux collègues, mais pour le moment, les assauts répétés de Viviane ont l'effet inverse de celui espéré, et Gao commence à s'énerver de cette situation.

Ce matin est arrivée Clémentine, une jeune patiente de 15 ans. Elle a été admise pour une grosse insuffisance cardiaque. Celle-ci a été causée par la décompensation d'une cardiopathie congénitale passée sous silence depuis la naissance. C'est-à-dire qu'à cause d'une malformation, le cœur ne pompe pas suffisamment de sang comme il le devrait. Cela faisait plusieurs jours qu'elle se sentait essoufflée, mais elle mettait cela sur le compte des petits virus de l'hiver. Elle a bien consulté son médecin traitant, mais il ne s'est pas inquiété et a renvoyé Clémentine chez elle avec des antibiotiques. Les symptômes s'aggravant, ses parents l'ont emmenée aux urgences de l'hôpital le plus proche, mais l'urgentiste s'est senti dépassé et a réorienté la jeune fille vers les soins intensifs d'Enzo. C'est là que le diagnostic final était tombé comme un couperet. Malheureusement, la pathologie est gravissime, et une fois de plus, comme avec Mme Janin, le seul traitement se trouve être la greffe cardiaque.

Édouard arrive dans le service et vient voir Enzo.

— Bonjour Enzo. Je voudrais que tu viennes avec moi pour faire l'annonce aux parents de Clémentine. Ça va être difficile à entendre et je souhaiterais qu'on soit deux.

— Bien sûr Édouard, tu me laisses cinq minutes pour finir ce que je suis en train de faire et je suis tout à toi !

Il est temps pour Édouard et Enzo de prendre leur courage à deux mains et d'aller faire l'annonce du diagnostic et du pronostic sombre à la famille de l'adolescente. Tous les quatre s'installent dans la petite salle d'attente des soins intensifs, pour pouvoir être à l'écart et au calme. C'est dans cette pièce de 3 m², ne contenant que quelques chaises et un présentoir à revues, que les annonces difficiles se font. Le chef de clinique demande aux deux parents de s'asseoir, alors qu'Enzo et lui restent debout face à eux. C'est Édouard qui parle et Enzo, lui, se contente d'écouter en dodelinant de la tête de temps en temps en signe d'approbation des propos de son chef de clinique.

— Bonjour, je suis le docteur Pirat et voici Enzo, notre meilleur infirmier. Je suis le médecin responsable de l'unité et c'est moi qui m'occupe de Clémentine. Comme vous le savez, les urgences nous l'ont adressée pour une insuffisance cardiaque. Nous avons réalisé tous les examens nécessaires et je suis au regret de vous annoncer qu'elle est en phase terminale d'une cardiomyopathie hypertrophique. C'est une maladie génétique incurable qui va aller en s'aggravant rapidement...

Plus l'annonce avance, et plus Édouard, bienveillant, prépare les parents à la terrible vérité. Ils doivent comprendre que leur fille unique et adorée ne pourra pas finir la semaine vivante sans un nouveau cœur. Or, comme chacun le sait, il est en général long et compliqué d'obtenir cet organe tant convoité. Les chances de survie de la jeune fille sont très faibles. À cette nouvelle, ses parents fondent en larmes chacun leur tour. Enzo, lui, a du mal à retenir les siennes, mais reste très professionnel le temps de l'entretien. Il sait qu'il doit paraître fort devant ces parents dévastés, afin de leur permettre de garder un petit espoir.

— Comment cela va se passer ? demande le père de Clémentine.

— Nous allons lui administrer des médicaments très puissants en attendant de lui trouver un nouveau cœur, répond Édouard d'une voix calme et apaisante.

— Combien de temps peut-elle tenir sans cette greffe ?

— Je l'ai inscrite sur la liste de super-urgence. Elle est donc la première sur la liste d'attente, mais nous devons absolument lui trouver un greffon avant la fin de la semaine.

Le père et la mère se prennent dans les bras et fondent en larmes pendant qu'Édouard et Enzo sortent de la pièce pour les laisser tranquilles.

Une fois l'annonce faite aux parents, le médecin chef et l'infirmier se rendent dans la chambre de Clémentine pour l'informer de la gravité de son état. Une fois de plus, le moment est difficile, et l'adolescente part dans de profonds et interminables sanglots devant les deux messagers. Cette jeune fille avait tout pour elle : des résultats scolaires excellents, un petit ami gentil et protecteur ; une vie qui s'annonçait sous les meilleurs auspices. En sortant de la chambre, Enzo est très touché par la détresse de cette famille unie. Il part trouver la solitude et la tranquillité dans la salle de repos du personnel. C'est la première fois qu'il assiste à une annonce aussi difficile. Même chez les pompiers, il est relativement protégé par le fait que l'annonce des décès par les médecins ne se fait presque jamais en sa présence.

L'après-midi passe, puis la soirée, et aucun cœur n'est trouvé pour Clémentine. L'ambiance dans le service est lourde et les plaisanteries habituelles dans les couloirs se font rares. Même Martine, qui est d'habitude si joviale et volubile, semble triste et résignée. À la fin de la semaine, Clémentine est toujours là, mais son état s'est largement dégradé, et toujours aucun appel de l'équipe de transplantation. Au début du week-end, seuls les pleurs des parents sont audibles dans la chambre, car Clémentine a dû être intubée pour lui permettre de continuer à respirer. Son petit ami, ses grands-parents, ses parents et toute la famille passent la voir tous les jours et expriment ainsi leur amour et leur espoir. Malheureusement, les chances de survie de l'adolescente sont devenues infinitésimales ; cela pèse beaucoup sur le moral du service. Les médecins fuient la chambre, de peur de devoir affronter la détresse des parents. Les soignants font en sorte de ne jamais se retrouver seuls avec Clémentine et se débrouillent pour travailler en binômes. Les parents, eux, se sont obligés à ne pas pleurer dans les couloirs, mais lorsqu'ils sortent de la chambre, leurs yeux rougis par le chagrin ne trompent personne. Enzo a déjà vu partir beaucoup de patients aux soins intensifs et beaucoup de victimes chez les pompiers. Mais là, il a eu le temps de s'attacher à ce petit bout de jeune fille dont l'énergie n'a d'égale que la motivation et l'optimisme.

Enfin, le dimanche soir, alors que l'espoir avait quitté tout le monde, un appel d'Édouard va tout changer. Une jeune fille du Sud de la France est décédée dans un accident de scooter, et sa mort va peut-être permettre à Clémentine de vivre son seizième anniversaire.

Aujourd'hui, Enzo est de nouveau présent aux côtés d'Édouard pour faire une annonce à la famille de Clémentine. La chambre s'emplit à nouveau de larmes, mais cette fois, ce sont des larmes de joie et d'espoir. Père et mère se prennent à nouveau dans les bras, mais le sourire est revenu et les soignants quittent la chambre, le moral remonté au maximum.

L'adolescente est préparée en urgence, puis descendue au bloc. Les esprits ne se sont toujours pas détendus dans le service car tous les soignants savent que leur petite protégée n'est pas encore tirée d'affaire. Elle va passer toute la nuit et la matinée du lendemain au bloc, avec la poitrine ouverte et le cœur arrêté, remplacé par une machine de circulation extra-corporelle. Elle a plus de chances de finir sa vie cette nuit que si elle décidait de griller un feu rouge parisien à pleine vitesse avec les yeux fermés au guidon d'une moto en pleine heure de pointe.

Mais miracle ! l'intervention se passe très bien, car le nouveau cœur est magnifique et l'équipe chirurgicale plus motivée que jamais.

Ce n'est que plusieurs jours plus tard que Clémentine ouvre les yeux et peut dire ses premiers mots à ses parents.

— Papa, maman, je suis vivante ! Je vous avais dit qu'il ne fallait pas vous inquiéter. J'ai un nouveau cœur tout neuf et bien envie d'en profiter à fond ! dit Clémentine d'une petite voix fatiguée et limite inaudible, mais emplie de bonheur.

— Mon cœur, nous t'aimons plus que tout et à partir d'aujourd'hui, chaque nouvelle journée sera un cadeau ! lui répond son père en séchant ses larmes de joie.

C'est à ce moment-là que tous trois comprennent qu'une deuxième chance leur est donnée. Malgré la difficulté des mois qui s'annoncent, Clémentine est vivante et débordante d'optimisme. Cette famille, qui a vécu la pire des situations imaginables quelques jours auparavant, est à présent plongée dans le plus grand bonheur.

C'est cette béatitude envahissant parfois le service, qui donne à son personnel la force d'affronter jour après jour des situations plus catastrophiques les unes que les autres. Aujourd'hui, plus personne ne pleure, plus personne n'a les yeux rougis. Les rires et les chahuts sont enfin de retour dans les couloirs.

En rentrant à la maison, Enzo est fier d'annoncer à Ludivine que la petite patiente dont il lui parle depuis plusieurs jours a survécu à son intervention.

— Nous nous sommes tous battus pour elle ces derniers jours et cela en valait la peine ! s'exclame le jeune infirmier au bord des larmes.

— Tu vois mon chéri, tu as choisi la bonne voie. Celle qui te permet de sauver des vies que tout le monde croyait perdues ! lui répond Ludivine en l'embrassant.

Sparky, qui dormait paisiblement, se rend compte que ses maîtres ne sont pas comme d'habitude. Il se lève alors de son panier et vient poser sa tête sur la cuisse d'Enzo, comme une peluche, comme s'il voulait partager la joie avec son maitre. Enzo et son meilleur ami se font des câlins pendant de longues minutes pendant que Ludivine monte se coucher.

5

Un vrai petit dur

Cela fait plus de six mois que Clémentine a été greffée et elle est toujours vivante. Enzo sait qu'il n'a pas le droit, mais il regarde tout de même souvent le dossier informatique de son ancienne patiente et suit ainsi son évolution. Elle est retournée au collège et consulte régulièrement le cardiologue. Sa vie aura finalement été sauvée grâce à la mort d'une autre jeune fille du Sud de la France.

Aujourd'hui, Enzo n'est ni à l'hôpital, ni avec sa famille, il est de garde au CS, le Centre de Secours. C'est la caserne des pompiers au sein de laquelle il officie depuis près de quinze ans, dont dix comme chef d'agrès. C'est un petit CS de campagne, mais ici, les pompiers sont souvent requis, et pour des interventions difficiles. Peu de feux, mais beaucoup d'accidents de la route et d'agressions avec diverses armes. Enzo est fier de faire partie de la grande famille des pompiers et encore plus de la petite famille soudée de son centre de secours. Ici, tout le monde connaît et respecte

Enzo. Chacun sait pourquoi il est devenu pompier volontaire et pourquoi il prend sa fonction autant à cœur. Chaque homme connaît l'histoire de l'accident qui a changé à jamais la vie d'Enzo et qui lui a donné la vocation et l'envie d'aider les autres.

Ce soir d'octobre, il pleuvait des cordes et un froid cinglant commençait à s'installer. Il était près de 19 heures et la nuit tombée depuis une demi-heure, rendait la route déjà mouillée et grasse encore plus risquée. Le jeune garçon de 19 ans était sur sa belle Cagiva Freccia 125 cc noire qu'il aimait tant. L'année précédente, il avait passé le permis moto pour se rendre plus facilement au lycée et éviter ainsi les trois heures quotidiennes de train et de bus pour aller à Versailles. Enzo était dans ses pensées et se disait que vu le temps, il aurait dû demander à son père de l'emmener à son cours d'escalade. Il était transi de froid et trempé jusqu'aux os. Il n'avait qu'une envie, c'était d'essorer un peu plus la poignée des gaz pour accélérer et ainsi raccourcir le délai pour arriver à la maison. Mais il n'avait eu que l'envie et n'était pas passé à l'action. C'est probablement ce qui a contribué à lui sauver la vie… Juste avant de passer sous le viaduc de Viroflay, à la sortie du virage à droite, il vit l'arrière d'une voiture reculer tous feux éteints pour sortir de son stationnement. Enzo respectait les limites de vitesse, mais le temps qu'il comprenne la situation, écrase la pédale du frein arrière et tire sur le levier du frein avant, une vingtaine de mètres avaient déjà été avalés par la petite moto. La roue arrière patina, puis la roue avant, et la Cagiva se coucha, entrainant le jeune homme dans sa course folle. Le pilote glissa au sol jusque sur le flanc de la voiture et s'écrasa sur elle, à près de 50 km/h. Ce fut ensuite la moto elle-même qui vint s'abattre sur lui en le prenant en sandwich. Les 130 kilos de la moto venaient de se transformer en près d'une tonne et demie d'acier broyant le corps du motard en de multiples endroits. Sous la violence du choc, Enzo perdit connaissance et ne se réveilla que plusieurs minutes plus tard. En rouvrant les yeux, il était allongé sur le dos, sur le bitume dur et irrégulier de la route, la tête encore dans son casque maculé de sang. Le jeune homme ne voyait que le ciel obscur, la pluie qui tombait sur son visage et la tête d'un homme penché au-dessus de lui. Une immense douleur remontait de ses jambes et de son dos, comme s'il était passé dans un broyeur à viande. Sa tête le faisait souffrir comme si elle était prise dans un étau.

— Ne bouge pas mon gars, on a appelé les pompiers. On a empêché cet enfoiré de s'enfuir et les autres s'occupent de lui ! dit l'homme au-dessus d'Enzo.

— Mes jambes, mes jambes, j'ai mal ! Où sont mes jambes ? cria Enzo affolé.

— Ne bouge pas, ne regarde pas… lui répondit le bon samaritain.

Lorsque le camion des pompiers arriva enfin, il s'arrêta à quelques centimètres de la tête d'Enzo qui se voyait déjà écrasé par l'énorme engin. Il ne voyait que le parechoc du gros Master T30 rouge et entendait le chef d'agrès donner ses ordres aux pompiers de manière professionnelle et efficace. Quelques secondes plus tard, une main ferme prit la sienne et le visage rassurant d'un pompier apparut au-dessus d'Enzo.

— Bonjour mon grand, ne t'inquiète pas, on s'occupe de toi. dit le soldat du feu avant qu'Enzo ne sombre à nouveau dans l'inconscience.

À son réveil, il était toujours allongé sur quelque chose de dur, mais à l'abri de la pluie et du froid, dans ce qui semblait être la cellule arrière d'un camion. La main du pompier était toujours dans la sienne, sa douce chaleur rassurait et apaisait Enzo. Deux hommes en blanc se trouvaient aussi dans la cellule. L'un, environ 35 ans, avec de petites lunettes, était assis sur une banquette, en train d'écrire sur une grande feuille de couleur, tandis que l'autre, une grosse vingtaine d'années, plus près d'Enzo, injectait un produit transparent dans une perfusion à l'aide d'une petite seringue blanche.

— Hey, ça y est, tu es de nouveau parmi nous ! Je suis le médecin du SAMU et tu as eu un gros accident de moto. Comment te sens-tu ? s'enquit l'homme assis sur la banquette.

— J'ai mal aux jambes, au dos et à la tête, répond Enzo d'une voix faible et tremblante.

— Ne t'inquiète pas mon gars, je reste avec toi, je ne te quitte pas. Le docteur et l'infirmier vont bien te soigner, dit le pompier qui tenait toujours la main d'Enzo.

Ces paroles rassurantes et la chaleur de la main qui gardait la sienne, sont aujourd'hui les dernières choses dont Enzo se souvienne de son accident. Il se réveilla ensuite à l'hôpital, en réanimation, après presque deux semaines de coma. Il était hémiplégique et presque aveugle car de la moelle de son fémur était passée dans son sang et avait migré jusque dans son cœur et ses poumons. La défaillance qui en avait résulté avait déclenché un AVC dont les séquelles visuelles et motrices dureraient plus d'un mois. Le fémur gauche était broyé, comme le tibia et le péroné droit. Un traumatisme crânien entraînerait des troubles de l'équilibre pendant plusieurs semaines. Suite à près d'un an d'hôpital et de centre de rééducation, Enzo put enfin retourner vivre avec ses parents et préparer son bac. Autant dire que n'ayant assisté qu'à un mois de cours, la mention ne fut pas au rendez-vous...

Aujourd'hui, Enzo est totalement guéri et l'unique séquelle est une douleur persistante à la hanche. Ses souvenirs de l'accident sont flous, mais il n'oubliera jamais les passants qui ont empêché l'automobiliste de s'enfuir, et surtout le pompier qui est resté avec lui, en lui tenant la main jusqu'à l'hôpital. C'est ce soldat du feu dévoué qui a donné envie à Enzo de devenir pompier et de consacrer sa vie à sauver celle des autres...

Aujourd'hui et depuis quelques jours, dans la petite caserne, les journées sont longues et les interventions se font rares. Ce matin, Enzo et ses hommes ne sont intervenus que deux fois. D'abord chez une personne âgée qui avait une douleur thoracique, puis, dans une école primaire, pour un petit garçon avec la jambe cassée. C'est très étonnant, car Enzo est connu pour être un « chat noir » et pour attirer les interventions difficiles. Peut-être est-ce le calme avant la tempête...

Dans la cour du CS, certains s'entraînent une millième fois sur leurs techniques d'intervention, pendant que d'autres s'affairent aux menues réparations, ou à préparer le déjeuner. Le calme règne et les hommes s'impatientent... Lorsque le buzzer sonne enfin, marquant la fin de la pause et le départ en intervention. Le permanencier de garde donne son ordre de départ à Enzo.

— Tiens chef, je pense que ça devrait te plaire ! dit le permanencier en tendant le petit bout de papier.

Le visage du chef d'agrès s'illumine immédiatement en lisant le motif de l'intervention. Ses hommes et lui sont appelés pour une parturiente, c'est-à-dire une femme sur le point d'accoucher. Ce genre d'intervention est rare ! En général, lorsque les gens appellent les pompiers, c'est qu'ils sont gravement malades ou qu'ils ont eu un accident. Les accouchements, lorsqu'ils se passent bien, sont, eux, des moments de bonheur pour les secouristes comme pour les futurs parents.

Enzo court à son camion, et y retrouve ses hommes qui sont déjà prêts et impatients de connaître le motif pour lequel ils sont requis.

— On décale pour une parturiente, lance Enzo.

— On va sur quelle commune ? demande Sébastien, le conducteur du jour.

— C'est juste à côté, rue de la République. Il faudra prendre le sac pédiatrique et le kit accouchement ! répond Enzo, les yeux pétillants de joie.

À ce moment, on peut lire sur les visages des trois pompiers la même expression d'impatience, mêlée à de l'appréhension. L'accouchement se fera-t-il à domicile, ou les secouristes auront-ils le temps d'amener la femme jusqu'aux urgences ?

En sortant du CS, le chef d'agrès fait hurler le deux-tons pour demander aux usagers de la route de bien vouloir se pousser pour les laisser passer. L'engin file à toute allure dans les petites rues sinueuses de la ville.

Moins de deux minutes après leur départ du CS, les trois hommes et leur beau camion rouge arrivent à l'adresse indiquée. L'équipage, Enzo en tête, se dirige alors vers l'immeuble. Il est suivi de Sébastien et du sapeur de deuxième classe Alexandre, le petit nouveau. Sébastien, la trentaine, est une armoire à glace de plus de 100 kilos de muscles, connaissant parfaitement son métier. Il est collègue et ami d'Enzo depuis des années et les deux compères ont déjà réalisé des centaines d'interventions ensemble. Alexandre, la vingtaine, est beaucoup moins fort et expérimenté que son conducteur, mais semble particulièrement motivé par son travail. Bien que n'ayant pas encore réussi à s'imposer dans l'équipe virile du CS, il a déjà brillé par ses qualités à de multiples reprises.

Alors que les trois pompiers sont encore dans la rue, ils peuvent déjà entendre les hurlements d'une femme, venant du petit immeuble de quatre étages au pied duquel ils se trouvent.

En arrivant devant la porte vitrée du hall, un digicode arrête net nos trois secouristes dans leur élan. Lorsque l'alerte a été donnée au 18, personne n'a pensé à indiquer qu'un code était nécessaire à l'entrée dans l'immeuble. Enzo a beau sonner à tous les interphones, personne ne répond et ne leur ouvre la porte. Mais les hurlements continuent, et l'heure n'est pas à la perte de temps. Notre chef d'agrès, qui s'est trop souvent par le passé retrouvé dans cette situation, a la solution imparable.

— Seb, tu vas au VSAV et tu nous réveilles tout ça ! crie Enzo.

Il vient d'envoyer Sébastien au camion avec pour consigne de laisser le deux-tons en marche jusqu'à ce que quelqu'un soit suffisamment énervé pour regarder par la fenêtre. Une bonne trentaine de secondes plus tard, une femme âgée sort sur son balcon pour voir ce qui se passe et crier sur ces jeunes qui font tant de bruit.

— Alors, c'est pas bientôt fini ce barouf ! hurle la vieille femme menaçante.

C'est là qu'Enzo peut enfin lui parler pour lui demander d'ouvrir la porte de l'immeuble. La vieille dame quitte son balcon et les trois pompiers se demandent si elle a bien compris l'urgence de la situation. Encore une bonne minute plus tard, un bruit familier se fait entendre. C'est le système électrique que la voisine vient d'enclencher pour ouvrir à distance la porte de son immeuble.

— Aller on se magne ! dit Enzo passablement énervé par cette perte de temps.

Après avoir gravi les trois étages et trouvé l'appartement n°32, le chef d'agrès frappe à la porte en prenant bien soin de ne pas rester devant le seuil. En effet, les trois pompiers savent bien qu'il est dangereux de rester devant une porte à laquelle on est en train de frapper. Explosions de gaz et coups de fusil au travers de l'ouverture sont monnaie courante dans certains quartiers. Les cris de femme reprennent de plus belle, et, au même moment, un homme d'une trentaine d'année ouvre la porte aux secouristes.

— Bonjour monsieur. C'est vous qui avez appelé les pompiers ? demande Enzo à l'homme qui l'accueille.

— Oui, ma femme devait accoucher dans une semaine, mais le bébé a l'air d'arriver plus tôt ! répond l'homme affolé.

— Ne vous inquiétez pas, on va voir s'il est encore temps de la transporter à l'hôpital ! reprend Enzo d'une voix calme.

Le chef s'engouffre dans le petit appartement, suivi de ses deux équipiers. Comme souvent, de gros sacs sont posés près de l'entrée. Ce sont les affaires que le couple a préparées depuis plusieurs semaines, au cas où il faudrait partir en urgence pour la maternité.

— Ah, je vois que vous étiez déjà prêts à partir ! dit Enzo pour détendre l'atmosphère.

— Oui, à la maternité, ils nous avaient dit de préparer un sac au cas où… lui répond le futur papa en haussant les épaules.

Enzo découvre sur le canapé du salon, une jeune femme d'environ 25 ans, allongée sur le dos, et respirant comme un petit chien essoufflé en s'agrippant à un coussin.

— Bonjour madame. Je m'appelle Enzo et je suis venu avec Sébastien et Alexandre pour vous aider dans ce merveilleux moment. On va voir si on a le temps de vous emmener à l'hôpital, ou si le médecin du SAMU doit venir vous accoucher ici.

Mais, à peine Enzo a-t-il prononcé ces mots, que les hurlements de la jeune femme redoublent d'intensité et qu'elle agrippe la main du pompier avec une force herculéenne.

— Il arrive, il arrive ! hurle, crispé, le petit bout de femme en sueur.

Après avoir posé quelques questions rapides au mari et pris les informations indispensables sur la jeune femme, Enzo estime qu'il n'aura pas le temps d'emmener la future maman aux urgences. Il prend alors la radio qu'il a en permanence accrochée autour de son cou, et appelle sa régulation. En un bref message codé et incompréhensible pour le quidam, il demande le renfort du SAMU, pour prendre en charge un probable accouchement à domicile. Sébastien a déjà commencé à préparer le matériel au cas où le SAMU tarderait, et Alexandre tient la main de la jeune femme, comme l'avait fait un autre pompier avec celle d'Enzo quinze ans plus tôt…

— Quel est votre prénom madame ? demande Alexandre d'une voix calme.

— Je m'appelle Sandrine, grimace la future maman entre deux contractions.

Ses cheveux sont ébouriffés, son visage est rouge écarlate et la sueur perle sur son front comme si elle venait de courir un marathon. Pourtant, ses beaux yeux bleus reflétant la lumière de la fenêtre, laissent paraître son impatience d'être maman. Le haut d'une petite tête blonde apparait entre les jambes de Sandrine. Le mari s'assoit sur une chaise du salon pour ne pas défaillir. Enzo, lui, dans le plus grand calme apparent et la plus grande excitation intérieure, enfile une paire de gants stériles. Il s'installe aux pieds de la jeune femme et se prépare à recevoir le bébé qui ne semble pas décidé à attendre l'arrivée du médecin du SAMU. Enzo connaît bien ce moment magique. Il a déjà aidé plusieurs femmes à accoucher chez elles, ou dans la rue. Mais c'est aussi pour cela qu'il sait que tout peut très vite basculer dans la tragédie.

— Soufflez comme vous l'avez appris pendant les cours d'accouchement. Tout va bien se passer. Je ne compte plus le nombre de bébés que j'ai déjà mis au monde ! dit Enzo à Sandrine pour la rassurer.

Moins de quinze minutes plus tard, le papa a coupé le cordon ombilical et la petite créature fragile est emmitouflée dans une couverture de survie avec un bonnet en laine bleue sur la tête.

— Félicitation Sandrine, vous avez un magnifique petit garçon en pleine forme ! souffle Enzo en regardant le nouveau-né avec des yeux émerveillés.

La jeune maman se remet à pleurer, mais cette fois ce sont des larmes de joie.

Enzo essaie de réchauffer le bébé à l'aide d'un sèche-cheveux, en soufflant de l'air chaud tout autour de lui. Alexandre, lui, est toujours avec la maman qui a été mise sous oxygène et qui commence à accuser le coup. Alors que le mari s'approche de sa femme pour lui poser un baiser sur le front, Enzo entend le deux-tons salvateur du SAMU qui s'approche enfin dans la rue.

— Et ben, c'est pas trop tôt ! lance le chef avec humour.

Il envoie le père ouvrir la porte de l'immeuble pour gagner du temps, et quelques minutes plus tard, le médecin, l'infirmier et l'ambulancier du SAMU sont dans l'appartement où l'on commence à se marcher dessus.

Pendant que le médecin aide la jeune maman dans la délivrance du placenta, l'infirmier vérifie l'état du bébé. Les deux héros du jour vont très bien et les esprits commencent doucement à se détendre. Enzo envoie Alexandre au camion pour y récupérer un cadeau pour le nourrisson. Le jeune pompier revient quelques minutes plus tard, avec dans les bras, une petite peluche bleue, encore dans son emballage plastique. Les nerfs du père craquent alors, et il prend Alexandre dans ses bras en pleurant.

— Merci monsieur ! Merci à vous tous ! Merci pour tout ce que vous avez fait pour ma femme et mon bébé !

Une petite demi-heure plus tard, le médecin du SAMU remercie les trois pompiers avant d'emmener maman et bébé à la maternité. Enzo, lui, dit au revoir à tout le monde, remercie l'équipage du SAMU, et surtout, félicite les nouveaux parents. Le papa a déjà ses clés de voiture en main pour suivre l'ambulance jusqu'à l'hôpital.

— Vous avez un magnifique garçon, dit Enzo. Il est en parfaite santé et il a l'air d'avoir déjà un sacré caractère. Je suis certain que ce sera un vrai petit dur, comme sa maman, ajoute-t-il, accompagnant ses mots d'un clin d'œil.

En ressortant de l'immeuble, les trois hommes sont excités et fiers de ce qu'ils ont accompli. Pour Alexandre, c'était le premier accouchement et, par bonheur, il s'est très bien passé. Sébastien, qui en a déjà réalisé quatre, sait que parfois, les suites sont beaucoup moins heureuses et que maman comme bébé peuvent y laisser leur vie. Enzo est dans ses pensées et se demande ce qu'il aurait pu faire de mieux. L'intervention s'est très bien passée, mais il faut toujours essayer de progresser vers la perfection. Il se lance alors durant le trajet de retour dans un débriefing informel avec ses deux compagnons, afin d'échanger sur ce qui allait et sur ce qu'il faudrait améliorer pour la prochaine fois.

De retour au CS, Enzo est songeur. Il repense à ces deux merveilleux jours, où, trois et sept ans plus tôt, il avait pu assister à la venue au monde de Lilou et Charlotte. Tout était pareil, le stress, les cheveux en pétard, la sueur… Mais à ce moment-là, c'étaient ses petites filles à lui, sa chair et son sang !

6

Et si c'était vrai…

L'accouchement de la veille est encore frais dans l'esprit d'Enzo qui espère que la mère et son bébé vont bien. L'issue heureuse n'étant pas si courante dans ce type d'intervention, cela devrait rendre l'infirmier optimiste sur la journée à venir, mais, lorsqu'Enzo entre dans les soins intensifs et signe le cahier de présence, il a un mauvais pressentiment. Il ne sait pas pourquoi, mais il a l'impression que cette journée va être plus difficile que les autres. Demain, cela fera dix-huit mois que l'infirmier travaille aux soins intensifs, et il commence à avoir un petit peu d'expérience. Habituellement, son sixième sens ne le trompe pas, et bien que tous ses collègues vaquent à leurs occupations et que le service semble calme, aujourd'hui Enzo est inquiet. Depuis qu'il est tout petit, il est de nature anxieuse et ne se sent vraiment bien que lorsqu'il maîtrise tout ce qui l'entoure. À l'hôpital, il vérifie toujours dix fois ce qu'il fait avant d'agir sur un patient. Chez les pompiers, il a toujours besoin d'être certain que ses ordres ont bien été compris et serons bien appliqués. À la maison, les produits et objets dangereux ne sont jamais à portée des filles et un extincteur se trouve toujours à côté du barbecue ou de la cheminée. Même les échelles de la piscine ne sont pas accessibles aux enfants.

Cet après-midi, il commence donc, comme chaque jour, par jeter un coup d'œil sur l'une des trois centrales du service. Ce sont les écrans informatiques sur lesquels apparaissent l'ensemble des rappels des tracés et constantes vitales des vingt patients de l'unité. Cela lui permet en quelques secondes d'évaluer l'état du service, son remplissage, ainsi que la gravité potentielle des patients. Aujourd'hui et comme souvent, toutes les chambres sont occupées et l'état de certains patients semble critique.

Ensuite, Enzo va voir le tableau blanc sur lequel les médecins et les cadres marquent les noms des patients qui doivent sortir, et les noms et pathologies de ceux déjà en attente d'arrivée. Le problème est apparemment le même que d'habitude, il y a trop de patients par rapport au nombre de lits du service. En effet, à presque 3 000 euros la nuit aux soins intensifs, il faut que le service tourne et que les lits ne restent jamais vides. Alors, la hiérarchie applique le même principe que celui du surbooking des avions de ligne ; les médecins acceptent les patients sans toujours se préoccuper de la disponibilité des lits. De plus, ils omettent souvent d'informer les infirmiers qui gèrent au quotidien les entrées et sorties des patients. Cela fait que bien souvent, lorsque le SAMU ou les patients des urgences arrivent, il n'y a pas de place pour eux, et pas plus de personnel pour s'en occuper correctement. Il faut alors sortir un ou plusieurs patients en urgence, vers les services conventionnels, qui sont eux-mêmes déjà débordés. Le stress et la charge de travail de tout le monde s'en trouvent alors évidemment démultipliés.

Aujourd'hui ne dérogera pas à la règle. Deux SAMU, deux patients des urgences et un transfert de cardiologie sont attendus, alors que le service est déjà plein. La journée va donc débuter par la « purge » des patients les moins graves vers d'autres services, eux aussi saturés.

Enzo est en train de réfléchir à l'organisation de sa journée, lorsqu'une petite voix l'interpelle.

— Bonjour, est-ce que je peux me mettre avec vous ?

— Pardon ? Quoi ? répond Enzo surpris et pris de court.

— Je m'appelle Lucie ; je suis étudiante infirmière en fin de troisième année et je voudrais savoir si vous êtes d'accord pour m'encadrer.

Les étudiants infirmiers ou en médecine sont légions aux soins intensifs, car c'est un service très technique, et donc très recherché pour l'apprentissage. Enzo sait que l'encadrement des étudiants est très chronophage, mais il sait aussi qu'il est indispensable à la qualité des futurs professionnels de santé. Il accepte donc avec plaisir d'encadrer Lucie et se lance avec elle dans cette nouvelle journée.

— Lucie, aujourd'hui c'est ton premier jour dans ce service. As-tu déjà fait un stage dans une autre unité de soins intensifs ? demande Enzo à son étudiante, sur un ton bienveillant.

— Non, c'est la première fois. J'ai déjà été dans des services de médecine ou de chirurgie, en pédiatrie et en psychiatrie, mais jamais aux soins intensifs, explique Lucie, impressionnée et très stressée.

— Ne t'inquiète pas. Aujourd'hui, tu vas commencer par observer et poser toutes les questions que tu veux. Tu ne vas pas seule dans les chambres et tu ne donnes rien aux patients sans que je n'aie vérifié avant ! lui dit Enzo pour la rassurer et lui avec.

Après avoir écouté les transmissions de sa collègue du matin, et jeté un rapide coup d'œil aux prescriptions médicales du jour, Enzo peut enfin s'occuper de son étudiante. Il indique à Lucie un programme sommaire de la journée, et lui montre rapidement l'organisation du service, ainsi que le matériel spécifique aux soins intensifs. L'étudiante l'écoute sans rien dire et prend quelques notes sur un petit carnet. Une demi-heure après son arrivée, Enzo entre enfin dans la chambre de son premier patient, accompagné de Lucie. Ils se présentent tous les deux, et expliquent au vieil homme de 85 ans que l'après-midi devrait être tranquille, vu qu'aucun n'examen n'est encore prévu pour lui. Le patient va bien, les constantes vitales sont bonnes, l'ensemble des dispositifs branchés à lui fonctionnent correctement et correspondent aux prescriptions médicales. Enzo et Lucie indiquent donc au patient qu'ils repasseront le voir plus tard dans l'après-midi et sortent de la chambre en discutant de la prise en charge particulière aux soins intensifs.

— Tu vois Lucie, ici les patients sont tous instables et doivent absolument être surveillés de près. C'est pour ça qu'ils doivent tous rester télémétrés 24 h/24 h et que leurs différentes perfusions doivent toujours être fonctionnelles. Tu dois vérifier ton matériel de réanimation à chaque début de garde et répondre rapidement quand les patients appellent.

Lucie regarde son tuteur, yeux grands ouverts et bouche bée, en hochant régulièrement de la tête en signe d'approbation.

À cet instant, alors qu'ils arrivent dans le couloir, Enzo est estomaqué de voir un énorme berger allemand tenu en laisse par un policier cagoulé, armé jusqu'aux dents et revêtu d'un gilet tactique.

Soudain, le cadre du service surgit en courant et hurle à Lucie de laisser toutes ses affaires et de rentrer chez elle illico. Enzo ne comprend pas tout de suite et commence à s'inquiéter, car il voit bien que Jean-Philippe, le cadre du service, est terrifié. Il l'informe qu'une bombe serait dissimulée quelque part dans le service et qu'il faut donc immédiatement évacuer l'ensemble des patients et du personnel. Un frisson de panique parcourt alors le corps d'Enzo. Où et comment va-t-il pouvoir évacuer en urgence des patients, qui, pour la plupart, sont totalement incapables de sortir de leur lit et sont reliés à de nombreuses machines les maintenant en vie ? Les respirateurs, les scopes, les seringues électriques, les bouteilles d'oxygène, autant de dispositifs vitaux pour les patients ! Tous ces appareils sont totalement incapables de fonctionner plusieurs heures hors des chambres du service et loin des prises électriques. De plus, le seul moyen de quitter l'étage avec des patients cloués au lit, c'est l'ascenseur. Or, un seul ascenseur accède aux soins intensifs et il est particulièrement lent et petit. Un seul lit et pas plus de deux personnels ne pourront monter à bord à chaque voyage.

Enzo, en proie à un grand stress, court partout pour trouver du matériel et des collègues pour l'aider, mais tout le monde est déjà débordé et il doit se débrouiller seul. Pendant que les bergers allemands reniflent chaque recoin du service et que les nombreux policiers d'élite passent l'unité au peigne fin, Enzo réussit enfin à sortir un premier patient d'une chambre avec le matériel pour tenir une heure ou deux.

En arrivant aux ascenseurs, une file d'attente bruyante et chaotique s'est déjà formée et cinq patients allongés sur leurs lits, accompagnés d'autant de soignants, attendent qu'une cabine arrive pour les emmener loin du danger. Après dix interminables minutes d'attente, le moment est enfin venu pour Enzo et son patient de quitter le troisième étage. Le cadre, le visage défait, arrive à ce moment, et indique que sur ordre de la police, plus personne ne peut quitter l'hôpital. On ne leur explique pas pourquoi. Ils vont devoir monter d'un étage et attendre de nouvelles instructions dans les couloirs…

En arrivant au quatrième niveau, Enzo, toujours en stress, découvre que rien n'a été organisé et que personne n'a été informé de la situation. Il n'y a aucune chambre pour installer son patient, et il se demande comment il fera lorsque les batteries et bouteilles d'oxygènes seront vides. Avec la désagréable sensation de ne rien contrôler, il confie alors son patient quelques minutes à une infirmière du service où il se trouve, afin de retourner aux soins intensifs. Il veut savoir comment il peut évacuer ses autres patients, et quelles sont les dernières consignes. Il descend alors l'escalier quatre à quatre, mais en arrivant au troisième étage, il se retrouve bloqué par un policier en arme qui lui refuse l'accès. Enzo essaie de négocier car les vies de ses patients sont en danger. Il fait tout ce qu'il peut pour convaincre le policier, mais faute de réussite, il doit se résoudre à remonter auprès de son patient installé un étage au-dessus.

Les minutes passent, puis les heures, et les batteries commencent à atteindre des niveaux critiques. Aucune information ne parvient à lui de sa hiérarchie, et même le personnel de la médecine interne où il se trouve ne peut le renseigner. Personne ne répond plus sur les téléphones internes, et aucun membre du personnel n'a le droit de descendre aux soins intensifs. Il n'a aucune idée de l'état de ses autres patients, ni même s'ils ont pu être évacués. Sur son smartphone, Enzo constate que les médias parlent de la bombe qui se trouverait aux soins intensifs, et nombre de journalistes se font filmer devant l'entrée de l'hôpital. L'événement fait la Une de toutes les télévisions, et les téléspectateurs retiennent leur souffle.

— Enzo, tu sais qui s'occupe de nos patients ? demande Martine à son infirmier.

— Non Martinette, on m'a dit que deux étaient montés au 5ème étage, mais je ne sais pas où est le dernier.

— Et ça ne t'inquiète pas de pas pouvoir veiller sur eux ?

— Si bien sûr, mais j'ai pas le choix. Je suis bloqué là, comme toi...

En tant qu'infirmier des soins intensifs, il n'a que quatre patients à sa charge, mais ce sont tous des malades graves et instables. Lorsqu'il est dans son service, Enzo sait où sont ses patients (allongés sur leur lit, dans leur chambre) et il a tout le matériel et le personnel nécessaires pour assurer leur sécurité. Là, il se trouve dans un service conventionnel, sans son matériel, sans les médecins des soins intensifs, et surtout avec un seul de ses quatre patients.

Alors Enzo se met à imaginer tous les scénarios catastrophe qui pourraient s'abattre sur ses protégés. Ces derniers qui s'aggravent et le personnel ou le matériel insuffisants pour les prendre en charge ; la bombe qui explose trop prêt d'eux et qui les blesse, voir pire…

Après trois heures d'attente, Enzo relance une nouvelle fois le médecin de son service d'accueil. En effet, il a pu résoudre le problème d'oxygène en branchant des rallonges depuis une chambre voisine, mais il n'y a pas de solution pour le matériel électrique vital au patient. La tension monte lorsque le scope affiche un message d'alerte indiquant la fin prochaine de la batterie.

À un moment où son esprit s'égare, Enzo se prend à penser à la bombe. Existe-elle vraiment, où a-t-elle été posée, par qui, quand, comment ? Si cette bombe est puissante, Enzo et son patient, mais aussi les autres personnes se trouvant en médecine interne, seront-ils vraiment à l'abri ? Son service se trouve juste sous ses pieds, un étage plus bas, et les images d'immeubles s'écroulant après des attentats envahissent ses pensées. Le stress est là, et l'attente sans aucune information ne fait qu'empirer les choses.

Ce n'est qu'après quatre longues heures d'attente que les forces de l'ordre autorisent enfin l'accès des soins intensifs au personnel et aux patients. Le scope du patient a miraculeusement tenu les quatre heures. En retournant dans son unité, Enzo y découvre un service désert, avec l'ensemble des chambres vides et quasiment personne dans les couloirs. Il inspecte son secteur et s'inquiète de voir que ses autres malades ne sont toujours pas là, alors que certains matériels indispensables sont restés dans les chambres. Il n'a aucune idée d'où se trouvent ses patients et encore moins de l'état dans lequel ils sont. Un petit quart d'heure plus tard et au grand soulagement d'Enzo, l'un de ses malades arrive enfin sur son lit, poussé par Joël et Gao qui semblent épuisés.

— Alors les gars, vous étiez où ? demande Enzo de l'autre bout du couloir.

— On étaient coincés au 5ème, sans matériel et sans médecin des soins intensifs ! répond Joël, l'air énervé.

— Nous c'était pas franchement mieux, on était juste au-dessus, en médecine interne ! renchérit Enzo tout aussi agacé.

Un deuxième, puis un troisième patient arrivent, accompagnés de médecins et de brancardiers semblant sortir de nulle part. Enzo souffle enfin lorsque le dernier patient des soins intensifs réapparait avec Édouard. Il est maintenant temps de faire le tour de l'hôpital pour retrouver l'ensemble du matériel qui a été dispersé pendant l'alerte.

Le soir, le cadre réunit l'ensemble du personnel du service pour faire le point sur la situation. Un appel anonyme aurait été reçu d'une ville belge bien connue pour son vivier terroriste, indiquant qu'une bombe aurait été posée aux soins intensifs et devrait exploser dans l'après-midi. Les services de renseignement ont donc pris l'appel très au sérieux, et ont fait évacuer tout le troisième étage et sa centaine de patients. Rien n'ayant été préparé en amont pour faire face à une telle situation, la chaine hiérarchique s'est trouvée totalement démunie lors de l'évacuation. Certains patients se sont retrouvés aux étages directement au-dessus ou en dessous des soins intensifs, avec tous les risques que cela représente. Les deux bonnes nouvelles sont qu'aucune bombe n'a été retrouvée, et que l'état d'aucun patient n'a été aggravé par cette situation chaotique.

Maintenant, il faut rassurer les patients et les familles affolées, qui attendaient à l'entrée de l'hôpital, bloquées par des cordons de CRS. Certains se demandent : et si c'était vrai ? Une bombe n'aurait-elle pas réellement été posée dans l'hôpital ? N'est-il pas dangereux de revenir aussi tôt dans le service ? Les familles, qui ont suivi l'affaire à la télévision, savent que tous les membres non-indispensables du personnel ont été renvoyés chez eux, et que toutes les admissions de patients ont été stoppées. À leur tour, ils posent donc beaucoup de questions sur la sécurité du service et sur l'état des patients en général. Enzo lui aussi est inquiet. Il se demande comment la police a pu inspecter aussi rapidement la totalité de l'hôpital. Les terroristes n'ont-ils pas pu poser plusieurs bombes, à plusieurs endroits de cet immense établissement ?

Jusqu'au soir, Enzo aura l'impression d'être plus psychologue qu'infirmier, et de soigner les gens plus par la parole que par les médicaments ou les gestes techniques !

En rentrant chez lui, à peine a-t-il passé la porte de la maison, qu'Enzo est accueilli par une pluie de câlins et de baisers de sa compagne et ses filles, soulagées de le voir enfin arrivé. En effet, les radios et les chaînes d'information continue, toujours alarmantes, ne donnaient que peu d'éléments sur ce qu'il se passait réellement dans l'hôpital…

Avant d'aller se coucher, Enzo, en train de caresser Sparky, repense à cette folle journée. Il imagine son fidèle compagnon à la place du molosse surentrainé de la police. Il l'imagine en train de poser ses pattes sur les épaules des forces de l'ordre, en leur faisant de grandes séances de léchouille et en remuant de la queue à s'en déboiter les os. C'est avec un sourire d'une oreille à l'autre que le maître quitte son compagnon et monte profiter d'une nuit de repos bien méritée.

7

Les dangers de l'inconscience

Cela fait presque quatre ans qu'Enzo travaille aux soins intensifs et c'est aujourd'hui le deuxième anniversaire de l'alerte à la bombe qui avait entrainé l'évacuation de tout le troisième étage et d'une partie de l'hôpital. En vingt-quatre mois, huit internes se sont succédé au fil des semestres. Dans le même temps, Alexandra est partie et a été remplacée par Christine, 32 ans, la nouvelle chef de clinique. Édouard est devenu praticien hospitalier, et est donc beaucoup moins présent dans le service. Certaines infirmières et aides-soignantes sont parties, et ont laissé leurs places à des nouvelles. Des centaines de patients ont été pris en charge, la plupart avec succès, mais avec aussi quelques échecs. Beaucoup de visages ont donc changé dans le service, mais rien n'a évolué dans les procédures à la suite de l'alerte à la bombe. Les hautes sphères de l'hôpital ont probablement dû passer de longues heures en réunion, à discuter de l'événement et de ce qui pourrait être amélioré.

D'innombrables pages de rapports bardés des analyses des meilleurs spécialistes ont dû remplir les placards et les disques durs des décideurs. Le problème est que tout cela s'est fait dans l'ombre, et que rien n'est arrivé jusqu'aux professionnels de terrain. Depuis deux ans, aucune réunion d'équipe pour discuter de l'événement et aucun échange sur les idées de solutions à apporter. Si une nouvelle alerte à la bombe, ou quelque attentat que cela soit, devait se produire demain aux soins intensifs, Enzo et ses collègues se retrouveraient exactement dans la même situation que deux ans auparavant. Aucune procédure n'a été mise en place pour faire face à de telles situations. Enzo a beaucoup pensé à cela ces derniers jours, car avant de se reconvertir comme infirmier, il était ingénieur en organisation d'entreprise. Il a passé des années à travailler sur les process et les organigrammes de grandes structures privées et publiques. Il sait que le changement est très difficile à mettre en place en France, et que les suites immédiates de la situation de crise engendrée par l'alerte auraient dû être mises à profit pour motiver les personnels à modifier leurs habitudes ; or, aujourd'hui, rien n'a changé...

En arrivant dans l'unité, Enzo aperçoit le Pr Perrin, le chef du service des soins intensifs. Il est en grande discussion avec Martine, et le sujet semble plutôt agréable, car le professeur et l'aide-soignante arborent tous deux un grand sourire. M. Perrin fait partie de ces gens qu'Enzo apprécie beaucoup et respecte encore plus. C'est le chef historique des soins intensifs et il était donc là à leur ouverture il y a presque vingt ans. C'est un excellent médecin, et un homme droit et honnête. Le Pr Perrin fait partie de ces rares chef de service, qui aiment et défendent leur personnel paramédical autant que leurs médecins. Il n'y a pas beaucoup de services hospitaliers où on peut ainsi voir le « chef » discuter avec une aide-soignante ou une infirmière, de choses et d'autres, au milieu du service. Enzo s'approche et serre chaleureusement la main de l'homme avec lequel il aime tellement travailler au quotidien. Le Pr Perrin lui rend sa poignée de main, et avec son éternel sourire, lui demande des nouvelles de sa famille :

— Bonjour Enzo ! Alors, vos petites filles et leur maman vont bien ?

— Bonjour monsieur Perrin ! Oui, tout le monde va très bien et pousse très vite. La petite va entrer à l'école primaire, et sa grande sœur n'a plus qu'un an à attendre avant d'entrer au collège. Leur maman travaille dans le même hôpital depuis des années, et moi, comme vous le voyez, je suis toujours fidèle au poste…

C'est en allant consulter le tableau des sortants qu'Enzo est rapidement rappelé à la dure réalité quotidienne du service. Maxime, le dernier interne en date, est en train de se disputer avec Joël, à propos de la prise en charge d'un patient.

M. Dubois, le malade, est arrivé dans le service depuis une semaine et son état désespéré a amené l'équipe à stopper sa prise en charge curative. Des soins de confort doivent donc prendre la place et permettre à M. Dubois de finir ses jours dignement et confortablement. Le cœur de ce pauvre homme de 75 ans ne remplit plus son office, et le sang qu'il pompe difficilement suffit à peine à maintenir ses organes en vie quelques jours de plus. Le cerveau subit le même sort que les reins ou le foie, et ne fonctionne donc plus que de manière très aléatoire. À un moment, M. Dubois aura une conversation presque normale avec Joël, et la minute suivante, il aura arraché l'ensemble des dispositifs médicaux, sera debout, à côté de son lit, nu comme un ver, avec du sang partout, ou ayant uriné et déféqué par terre. La situation est dangereuse pour le patient et difficile à gérer pour les soignants comme pour la famille. Les soins intensifs ne sont pas un service de soins palliatifs, et la plupart des internes qui y exercent ne prennent pas correctement en charge les patients en fin de vie.

La solution que Maxime a demandé à Joël d'adopter est le maintien d'une contention physique seule, en attendant le décès de M. Dubois.

— Non Maxime ! On ne peut pas se contenter de l'attacher et d'attendre la fin ! C'est inhumain pour lui comme pour sa famille ! dit Joël très énervé.

— Écoute Joël, le jour où tu seras médecin, on discutera de ça tous les deux… Pour le moment, tu fais ce que je te dis ! réplique aussitôt le jeune interne arrogant. Enzo, qui a écouté l'échange, est d'accord avec Joël : la prise en charge est trop partielle ! Il estime que des médicaments devraient être donnés, afin de permettre au patient de se calmer et d'avoir une humeur plus stable. Depuis quelques jours, lorsque le cerveau de M. Dubois est dans une phase rationnelle, il ne comprend pas pourquoi il est ainsi attaché à son lit et passe le plus clair de son temps à pleurer et à crier.

C'est dans ces moments-là que la famille prend souvent sur elle de détacher le patient, pensant bien faire, mais mettant ainsi en péril son intégrité physique. En effet, lors de leur départ du service, les visiteurs oublient souvent d'en informer les soignants, et le vieil homme se retrouve alors seul, détaché, désorienté et agité. Les risques de chute et d'accident sont alors très importants, et le personnel soignant se retrouve souvent pris de court.

Alors qu'Enzo discute avec Maxime, Viviane, de son côté, est en train d'accueillir un patient arrivé avec l'ambulance de réanimation des pompiers. Accueillir n'est peut-être pas le terme adéquat. Elle est effectivement dans la chambre, mais c'est surtout pour faire son « show » aux trois pompiers qu'elle trouve visiblement à son goût. Elle est dans une phase délirante de sa psychose maniaco-dépressive, et l'alcool qui imprègne déjà bien ses veines favorise encore plus l'exubération de la « cougar » nymphomane. Pendant que les aides-soignants aident les pompiers à transférer le patient du brancard vers le lit de la chambre, Viviane, elle, se colle au plus jeune des soldats du feu pour lui faire son grand jeu. Les collègues du service ont l'habitude des frasques de Viviane, mais le jeune pompier, lui, semble totalement désarçonné par les avances de la quinquagénaire. En sortant de la chambre, après avoir reconditionné leur matériel, les trois pompiers s'arrêtent devant Enzo avant de quitter le service. Ils le regardent désespérés, et le médecin de l'équipage lui lance :

— Dites donc, elle n'a pas bu que de l'eau votre collègue ! Vous devriez la tenir un peu, parce qu'elle va finir par avoir des problèmes !

— En plus, je dois avoir trente ans de moins qu'elle, et elle pourrait être ma mère ! renchérit le plus jeune de l'équipage.

Enzo a l'habitude des remarques que les gens lui font souvent sur Viviane, mais là, c'est l'image du service qui est en jeu, et celle-ci vient de partir en fumée dans l'esprit des pompiers.

— Je sais les gars ! Mais vous savez comment ça marche ! Personne ne veut d'elle, mais elle est titulaire et syndiquée, alors tous les services se refilent la « patate chaude ». En ce moment c'est nous qui nous y collons… répond Enzo à voix basse.

Comme si cela ne suffisait pas, Martine arrive très énervée, et traverse le service en criant à qui veut l'entendre que Mme Sarifi est de retour, et qu'elle a encore déféqué dans tout le couloir devant la salle de détente où elle vient de voler les collations du personnel. Mme Sarifi est une patiente habituée des soins intensifs, et qui se trouve actuellement hospitalisée en cardiologie. Cette femme de 35 ans en paraît au moins quinze de plus. Parallèlement à une cardiopathie chronique extrêmement grave, elle est atteinte d'une psychopathologie la rendant particulièrement difficile à prendre en charge. Elle est totalement incapable de prendre ses médicaments et n'a pas plus la volonté de respecter les consignes alimentaires ou de vie qui lui ont été rabâchées des centaines de fois ces dernières années. Théoriquement, elle n'a pas le droit de boire plus d'un demi-litre d'eau par jour, et doit absolument manger sans sel. Pourtant, elle a déjà été prise en train de boire la quasi-totalité de la bombonne de la fontaine à eau de son centre de rééducation. Il paraît même qu'elle profite de la faiblesse de certains patients pour manger leurs plateaux repas en plus du sien. Cette femme extrêmement sale, malpolie et incorrecte, est la hantise des soignants du service. Enzo se rend donc vers la salle de détente pour voir de ses propres yeux ce qu'il vient d'entendre.

— Ah non, merde, ça commence à bien faire ! Y en a marre ! crie Enzo, excédé par ce qu'il voit.

Dans le couloir, sur au moins quinze mètres de long, de petites crottes marrons se mêlent à de l'urine sur le linoleum bleu du service. L'odeur est épouvantable, et Enzo commence à être pris de haut-le-cœur. Il retourne dans le service, attrape le premier téléphone, et compose le numéro de la cardiologie. Furieux, il hurle à la pauvre infirmière qui vient de décrocher les derniers exploits de sa patiente. Toujours aussi énervé et peu diplomate, il demande à sa consœur de venir récupérer Mme Sarifi et de faire plus attention à l'avenir. Sans même attendre sa réponse, il raccroche le combiné d'un geste énergique. Martine, elle, plus courageuse qu'Enzo pour ce genre de choses, est partie nettoyer le couloir, accompagnée de collègues aides-soignants.

Après un récurage dans les règles et une longue aération du service, l'atmosphère est de nouveau favorable à un travail efficace. Joël a réussi à calmer M. Dubois, et Viviane a recommencé à « brasser de l'air » dans le service en donnant l'impression de s'activer pour ses patients. Enzo prépare ses médicaments pour son tour de 18 heures, et les aides-soignantes sont parties à l'office pour préparer les plateaux repas du dîner. Un quart d'heure plus tard, alors que les médecins de jour sont en train de faire leurs transmissions à l'équipe médicale de nuit, Enzo voit une aide-soignante sortir d'une chambre, le visage pâle et le pas pressé. Elle était avec une collègue en train de faire l'inventaire des affaires du patient arrivé avec les pompiers. Elle se dirige vers le bureau des médecins et les interrompt pendant leurs transmissions. Enzo laisse alors ce qu'il était en train de faire pour aller écouter comme une petite souris.

— Édouard, j'ai un problème avec le patient qui est arrivé tout à l'heure, dit l'aide-soignante le visage blême. Je voulais faire l'inventaire de ses affaires, mais il ne voulait pas que je touche à son sac. Martine l'a tout de même ouvert, et elle a vu une arme dedans !

— Comment ça une arme ? répond Édouard.

— Oui, elle a vu un pistolet au milieu des vêtements et a tout de suite reposé le sac. Je crois que le patient n'a rien remarqué, mais j'suis pas certaine.

— D'accord, répond Édouard. On finit nos transmissions, et j'irai voir le patient après…

L'aide-soignante retourne sur ses pas, estomaquée par l'absence de réaction de son chef. Après une petite discussion avec Enzo, ils retournent tous deux à leurs occupations, en se gardant bien de rentrer dans la chambre du patient supposé armé. Une demi-heure plus tard :

— Alors Édouard, t'es allé voir le patient armé ? demande Enzo sur un ton impatient.

— Non, je finissais un truc, j'y vais.

— Tu veux que je vienne avec toi ? Au cas où…

— Non t'inquiète, ça ira.

— Alors au moins tu laisses la porte de la chambre ouverte pour qu'on puisse s'assurer qu'il ne t'arrive rien.

— OK, OK Enzo ! Je laisserai la porte ouverte, conclut Édouard avant de se lever.

Le chef entre enfin dans la chambre du patient et referme la porte derrière lui… Tous les collègues du service sont alors encore plus tendus, et attendent la sortie du médecin avec angoisse. Après quelques minutes, Édouard ressort avec un sachet de laboratoire dans la main, contenant un pistolet semi-automatique 9mm.

— Est-ce que quelqu'un pourrait descendre ça au coffre pour moi ? lance-t-il fier de lui.

Enzo, ulcéré, prend Édouard à part pour discuter avec lui.

— On ne peut pas mettre ça au coffre, il faut prévenir la sécurité et l'administrateur de garde !

— Mais non, t'inquiète pas, j'ai discuté avec le patient. Il est calme et a l'air très gentil. Il n'y a aucun danger pour nous.

— Écoute Édouard, tu ne le connais pas. Tu ne sais pas ce qu'il a bien pu faire avec son arme, ou ce qu'il en fera en sortant. Peut-être est-ce un criminel, ou un terroriste !

— Je t'assure qu'il est calme et qu'il ne posera aucun problème.

— Si tu n'appelles pas l'administrateur de garde toi-même, c'est moi qui vais le faire ! répond Enzo de plus en plus énervé.

— OK, OK !

Le médecin, comprenant alors que son infirmier ne le laissera pas tranquille, se résout à téléphoner à l'administrateur de garde. Il laisse le haut-parleur pour qu'Enzo entende la conversation. Ce soir, c'est une femme qui fait office de remplaçante du directeur pour la nuit. Elle écoute Édouard et n'a pas l'air étonnée du tout. Elle informe le médecin qu'elle demande au service de sécurité de l'hôpital de venir récupérer l'arme, afin de la déposer dans un coffre qui existerait pour y mettre ce genre de choses trouvées sur les patients. À cette annonce, l'ensemble du personnel est décontenancé et ne comprend pas qu'un tel coffre puisse exister. Cinq minutes plus tard, deux agents de sécurité se présentent dans le service et demandent à voir l'arme. À la vue de l'énorme pistolet 9mm, les agents refusent d'y toucher et annoncent qu'ils vont prévenir la police. Enzo se sent enfin rassuré que quelqu'un prenne la situation au sérieux.

Dix minutes plus tard, une dizaine de policiers déboulent dans le service, certains porteurs d'armes de guerre et vêtus de gilets tactiques. Le chef s'entretient avec Édouard pour mieux comprendre la situation, avant de rentrer dans la chambre du patient, accompagné des policiers les plus lourdement armés. Après avoir menotté celui-ci et obtenu l'accord médical d'Édouard, les policiers quittent le service, en compagnie du patient devenu suspect. Ce n'est que le lendemain que l'équipe des soins intensifs sera informée par la police que le jeune homme venait de commettre un braquage à main armée et était en fuite. Il avait simulé un infarctus du myocarde, pour que les pompiers l'emmènent loin des lieux du crime. Il ne pensait pas que ses affaires seraient inventoriées à son arrivée à l'hôpital, et qu'il se retrouverait aussitôt au poste de police.

Ce n'est pas la première fois que des armes sont trouvées sur un patient du service et ce ne sera pas la dernière... Cela fait partie des risques du métier. Pour Enzo, cette fois-ci, le problème le plus important a surtout été le retard, voire l'absence de réaction d'Édouard. Tout s'est bien terminé, mais la situation aurait pu rapidement devenir catastrophique...

Si les collègues aides-soignantes n'avaient pas eu une réaction aussi professionnelle, on aurait pu tous y passer ! songe Enzo.

8

Comment lui dire ?

Ce matin, jour de garde au CS pour Enzo, les esprits sont joyeux et détendus. Pendant le petit-déjeuner, il raconte aux autres pompiers de la caserne ce qui lui est arrivé la veille à l'hôpital. Un patient armé, un médecin qui ne décide pas, une administration surréaliste, tous les éléments pour aboutir à une catastrophe. Autour de la table, chacun y va de son avis. Certains pensent qu'Édouard a eu raison, car le patient semblait calme et sans danger. D'autres ont un avis plus tranché sur la question, et pensent qu'il aurait dû appeler directement la police, lui-même. Chacun parmi les pompiers présents autour de la table, sait qu'il peut se retrouver, un jour, confronté à une arme pendant une intervention. Certains ont déjà eu cette mauvaise expérience, comme Enzo, qui s'est déjà retrouvé à plusieurs reprises du mauvais côté du canon d'un fusil. Quel que soit le type d'arme, quel que soit le calibre, quel que soit l'état psychologique de la personne qu'il avait en face de lui, Enzo n'a jamais apprécié ces situations. Dans les films de cinéma, le héros s'en sort toujours avec une prise de karaté ou une phrase humoristique bien placée. Mais dans la vraie vie, une arme dans la main d'un déséquilibré est toujours dangereuse et angoissante.

Dans sa carrière, Enzo a vu beaucoup de blessures, parfois mortelles, causées par des armes blanches ou à feu. Son point de vue de chef d'agrès responsable de ses hommes, est que la sécurité passe avant tout. Il est hors de question qu'un pompier soit blessé, voire pire, lors d'une intervention qui aurait été mal gérée par le chef. La première des responsabilités du chef d'agrès, c'est de ramener tous ses hommes au CS avec lui, après chaque intervention, et en un seul morceau. Il estime qu'un médecin hospitalier devrait avoir la même philosophie. Comment peut-il prendre le moindre risque pour le personnel, sous prétexte qu'il estime que le patient n'a pas l'air agité ? Enzo n'a jamais perdu d'homme en intervention, mais il a déjà eu des blessés et connaît parfaitement la dangerosité du métier de pompier. Il sait aussi par expérience, que le danger existe aussi dans les services hospitaliers. Il se sent parfois plus en sécurité sur un gros incendie, épaulé par ses hommes, que sur certaines gardes aux soins intensifs, où il peut être le seul homme du service, avec des patients quelquefois violents. Les collègues infirmières et aides-soignantes pourront avoir tout le courage et la bonne volonté du monde, elles ne feront jamais le poids physiquement, face à un homme hystérique de 120 kilos.

Alors que la discussion va bon train, et que chaque pompier essaye de faire valoir son avis, le buzzer indiquant le départ en intervention retentit dans les couloirs de la caserne. Comme à son habitude, Enzo part voir le stationnaire, afin de connaître le motif de son départ. Ce matin, ce sera un AVP. Sur le papier, il est indiqué « AVP, VL contre PL sur voie rapide, plusieurs victimes état grave ». Traduction, il s'agit d'un Accident de la Voie Publique entre un Véhicule Léger et un Poids Lourd sur une voie où les véhicules circulent à grande vitesse. Enzo commence déjà à imaginer intérieurement les différentes situations auxquelles il pourrait être confronté. Y aura-t-il beaucoup de véhicules impliqués, y aura-t-il beaucoup de victimes, leurs états seront-ils si graves que cela, gérera-t-il correctement son intervention ?

Après une petite dizaine de minutes de route au milieu des embouteillages matinaux, le camion rouge arrive sur les lieux de l'accident. Alors qu'Enzo est encore à au moins 20 mètres du sinistre, il sait déjà que l'intervention va être longue et difficile.

Oh mon dieu, quel carnage ! songe-t-il en découvrant la scène.

Un semi-remorque est arrêté sur la voie de droite, comme s'il était simplement garé. Une petite citadine s'est quant à elle engouffrée sous la barre anti-encastrement de la remorque du camion. Seules les places arrière et le coffre de la voiture apparaissent encore. Toute la partie avant, du moteur jusqu'à l'arceau central, a disparu sous l'énorme remorque métallique. Le conducteur était-il saoul ? Était-il somnolent, ou envoyait-il un SMS ? Les pompiers ne le sauront jamais.

Alors que le camion rouge ne s'est pas encore arrêté, Enzo commence déjà à donner des ordres à ses hommes.

— Seb, tu balises le chantier et tu m'fais ralentir tous ces tarés ! lance le chef à son conducteur.

— Oui chef.

— Thomas, tu m'écartes tous les touristes et tu les passes de l'autre côté du rail ! Les autres avec moi.

Comme la gendarmerie n'est pas encore arrivée, la première des priorités sera la sécurité. Celle des victimes de l'accident, comme celle de ses hommes, mais aussi celle des badauds qui se sont déjà attroupés autour des lieux du sinistre. Le premier pompier est donc chargé d'installer les cônes de Lübeck sur la chaussée de l'autoroute, afin de sécuriser la scène et de faire ralentir le trafic. Un deuxième sapeur doit mettre les dits badauds en sécurité. Un troisième homme est chargé par Enzo de s'enquérir de l'état du conducteur du poids lourd, afin d'être sûr que celui-ci n'a pas besoin de soins. Le chef d'agrès, quant à lui, se dirige vers la carcasse de la voiture avec le reste de ses hommes. Lorsqu'il arrive au niveau de l'amas de métal broyé, il comprend tout de suite qu'il n'y a plus rien à faire pour le conducteur et la passagère avant. Des deux personnes, il ne reste que des corps sans têtes, ces dernières remplacées par le plateau de la remorque. Il essaye donc de connaître rapidement la gravité de l'état des personnes présentes à l'arrière de la voiture.

— *Putain, elle doit avoir l'âge de Lilou !* pense Enzo en voyant sa première victime vivante. Son sang se glace, mais il doit rester professionnel et diriger ses hommes.

À la place arrière droite, se trouve une petite fille d'une dizaine d'années. Sa poitrine est écrasée entre l'appui-tête du passager avant et le dossier de son propre siège. Enzo entend des gémissements qui émanent de la fillette, mais celle-ci ne répond pas à ses questions. Elle est couverte du sang de sa mère qui se trouvait devant elle, mais ne présente elle-même aucune hémorragie. Son état semble grave ; malheureusement il reste encore une autre victime. Le chef d'agrès aimerait pouvoir accorder plus de temps à la fillette, mais il est responsable de l'ensemble des victimes de l'accident. Il charge donc l'un de ses hommes de maintenir la tête de la petite fille pour préserver sa colonne vertébrale.

Le chef d'agrès fait ensuite le tour de l'épave pour aller voir l'état de la dernière personne qui se trouve sur le siège arrière gauche. Il découvre un jeune garçon de 5 ou 6 ans, entièrement recouvert de sang lui aussi. Il se trouvait derrière son père, qui conduisait, et cela lui a peut-être sauvé la vie. Il est, comme sa sœur, coincé dans la carcasse, mais il est conscient et répond aux questions d'Enzo.

— *Décidément, celui-là a l'âge de Charlotte...* songe Enzo de plus en plus touché par le drame qui se déroule devant ses yeux. Cette famille décimée aurait pu être la sienne. Qu'en restera-t-il demain ? Malgré sa longue expérience et le grand nombre de collègues pour l'aider, le chef, mais aussi papa, se demande s'il sera à la hauteur... Aujourd'hui, notre infirmier et pompier est le chef d'agrès du FPTSR, c'est-à-dire le Fourgon Pompe Tonne et Secours Routier. Dans ce fourgon, il est assisté de sept pompiers, tous aguerris au secours routier. Malgré cela, ils ne seront pas suffisants, et seront totalement incapables, seuls, avec leurs petits moyens, de s'occuper correctement des deux enfants encore vivants dans ce qui reste de la voiture. Enzo empoigne donc la radio accrochée à son épaule, pour contacter la régulation départementale. Il fait un rapide état des lieux, et demande les renforts dont il a besoin.

— CODIS, ici VSAV 1 Mailly, parlez.

— VSAV 1 Mailly, ici CODIS, parlez.

— CODIS, ici VSAV 1 Mailly, prenez message et parlez. Je suis sur l'A106, sens province Paris, commune de Pontcey. Il s'agit d'un accident grave de la circulation, impliquant 1 VL contre PL. Deux victime Delta Charlie Delta décapitées, deux blessés graves dans la VL conscients, incarcérés et mineurs. La circulation se fait sur une seule voie. Je demande ambulance de réanimation et renforts VSAV sur les lieux ainsi que la Gendarmerie Nationale. Parlez.

Après un court message descriptif et un retour positif de la régulation quant à l'envoi des effectifs supplémentaires, Enzo peut enfin s'occuper des enfants incarcérés dans la voiture. Il a réparti ses hommes de manière équitable, entre le frère et la sœur. Les deux sapeurs sécurisant les lieux, ainsi que celui qui était chargé de s'occuper du conducteur du poids lourd, sont revenus renforcer l'équipe. Le vieux routier polonais n'a aucun problème de santé urgent, et peut attendre les renforts. Enzo coordonne l'intervention de ses hommes et navigue d'une victime à l'autre en attendant le soutien demandé. Il passe de la petite fille dont l'état semble être le plus grave, au garçonnet se trouvant à côté d'elle, dans un ballet incessant autour de l'épave méconnaissable de la voiture.

Les véhicules de gendarmerie sont les premiers à arriver sur les lieux du sinistre. Ils libèrent ainsi Enzo du stress lié à la sécurité de l'intervention. Quelques minutes plus tard, les premiers engins pompiers demandés en renfort se présentent sur les lieux de l'accident. Enzo étant le premier chef d'agrès à avoir pris en charge l'intervention, il garde donc le commandement des opérations de secours. Avant l'arrivée de l'équipe médicalisée du SAMU, il a demandé à ses hommes de commencer à découper la voiture, pour pouvoir atteindre plus facilement les deux enfants. À l'aide d'énormes pinces hydrauliques, les pompiers découpent les vitres et les montants, écartent les portières et la tôle, en faisant attention à ne pas aggraver l'état des jeunes victimes.

Pendant toute l'opération, Enzo entend le petit garçon appeler ses parents et demander pourquoi sa sœur ne lui répond pas.

— Maman ! Papa ! Mélanie ! J'ai mal ! Vous êtes où ? Aidez-moi !

Aucun pompier, le chef d'agrès compris, n'a le courage, ni même le droit, d'annoncer au jeune garçon la mort de ses parents et l'état désespéré de sa sœur. Comment lui dire que sa vie vient de basculer dans l'horreur, qu'il ne reverra jamais ses parents, et peut-être pas sa sœur non plus ?

Enzo a de plus en plus de mal à garder son calme. Les cris déchirants du petit garçon et la vision d'horreur de ce qui entoure notre pompier sont insoutenables et mettent ses nerfs à rude épreuve. Il sent les larmes monter et la peur l'envahir, mais il doit rester professionnel et diriger ses hommes du mieux qu'il le peut, afin de donner le plus de chances possibles à ce petit garçon et à sa sœur. En quelques secondes, il parvient à se ressaisir et à s'atteler à nouveau à la tâche qui lui incombe.

L'état de la fillette s'est rapidement aggravé, quelques minutes après l'arrivée des premiers renforts. Les gémissements ont cessé, la respiration se fait de plus en plus faible, et Enzo comprend bien que la jeune fille ne tiendra peut-être pas jusqu'à l'arrivée du SAMU. Il essaye de rassurer le garçonnet en lui rappelant que tous les pompiers sont là pour l'aider, et que le docteur va bientôt arriver. Mais ce dernier a eu le temps d'apercevoir ce qu'il restait de ses parents, avant que les pompiers ne les recouvrent d'une couverture. Il est maintenant en état de choc et se retourne vers sa sœur, dernière personne familière qui pourrait encore le rassurer et lui apporter son aide.

C'est au moment où on entend le SAMU arriver au loin qu'Enzo demande à ses hommes de commencer un massage cardiaque sur la petite fille dont le cœur vient de lâcher.

— Mélanie, Mélanie, réveille-toi ! crie le petit garçon recouvert de sang en regardant sa sœur dont les yeux sont grands ouverts et semblent regarder le sapeur qui lui prodigue un massage cardiaque.

Lorsque le médecin arrive et prend contact avec Enzo, il comprend tout de suite que son travail se limitera malheureusement aux deux enfants, et se concentrera surtout sur la petite fille dont l'état est gravissime.

Les cris et les appels à l'aide du jeune garçon se font de plus en plus pressants et certains pompiers commencent à avoir du mal à garder les yeux secs. L'enfant continue d'appeler son papa, sa maman, et sa sœur, dans l'espoir qu'un membre de sa famille lui réponde et lui vienne en aide. Il voit bien les pompiers faire leur maximum pour réanimer sa sœur, mais il est trop jeune pour comprendre. Et puis, tout devient calme. Le petit garçon aussi. Comme s'il comprenait, en voyant l'infirmier du SAMU recouvrir le corps de la fillette d'une couverture, qu'il ne servait plus à rien de crier. Malgré son jeune âge, il semble réaliser qu'il vient de perdre sa famille entière.

Après 2 h 30 de désincarcération, Enzo et ses hommes sont enfin capables de libérer le jeune garçon de sa prison de métal. Miraculeusement, aucune de ses blessures ne met sa vie en danger. Il est recouvert de sang, les vêtements déchirés, perfusé par l'infirmier du SAMU, immobilisé par le matelas coquille, mais il va bien. Aujourd'hui, une force invisible a décidé que son heure n'était pas venue et qu'il devrait continuer sa vie, seul…

Il est maintenant temps de rendre l'autoroute à ses usagers, et d'effacer les traces de cette abominable tuerie. Le jeune garçon parti avec le SAMU, et les trois cadavres évacués, il faut maintenant retrouver les têtes des pauvres parents. Les pompiers mettront près d'une heure à les retrouver à plus de 40 mètres de l'accident, au fond du fossé bordant l'autoroute. Aucun des soldats du feu n'ouvre la bouche. Malgré leurs années d'expérience, tous sont choqués par ce qui vient de se produire et par ce qu'ils ont vu. Même

Enzo n'est pas capable de faire le débriefing de ses hommes avant d'arriver au centre de secours. Il regarde longuement et tendrement la photo de sa famille qui se trouve toujours dans son portefeuille. Cette matinée restera pendant longtemps la pire qu'aura connu le petit centre de secours de campagne.

9

Notre bel hôpital

Malgré le terrible drame de la veille, la vie suit son court et Enzo compte bien profiter de la belle journée de repos qui s'annonce devant lui. Sparky est allongé de tout son long au milieu de la pelouse. Il s'est couché au pied de la piscine, caché du soleil de plomb de cet après-midi de juillet, par le grand pavé bleu, rempli de trente mille litres d'eau. Le vieux berger allemand a maintenant 13 ans, et n'a plus la même énergie que dans sa jeunesse. Lilou et Charlotte, qui viennent d'avoir 7 et 11 ans, aimeraient bien que leur chien adoré joue avec elles comme il y a encore quelques mois. Malheureusement, le vieux cerbère de la maison préfère dorénavant rester allongé au frais pour faire d'interminables siestes. La tête posée sur ses pattes avant, il regarde sa petite famille qui profite des joies de la belle saison. La fraicheur de l'herbe verte qui lui caresse le ventre est reposante, et pour rien au monde il ne bougerait... Ludivine s'affaire à la cuisine pour préparer les différentes salades qui accompagneront les grillades du jour. Enzo est lui en train de préparer les braises du barbecue, afin de pouvoir cuire les saucisses et brochettes que dégusteront ses collègues cet après-midi.

Il n'est pas encore 11 heures, et pourtant, la chaleur est déjà écrasante. Pas un nuage dans le ciel pour apporter un peu d'ombre. Pas le début d'une petite brise pour rafraichir l'air ambiant. L'été est enfin arrivé, après un printemps froid et pluvieux. Lilou a décidé de faire une belle table, pour accueillir les collègues de son papa. Elle a mis des serviettes de couleur, de jolies décorations en plastique et un magnifique bouquet de fleurs du jardin. Charlotte, de son côté, aide sa mère à la préparation des salades.

— Dis maman, pourquoi tu mets pas de la tomate dans la salade de riz ? demande la petite fille toujours en quête de savoir.

— Tu sais bien que ton père n'aime pas mélanger trop de choses dans les salades. Il est un peu borné sur ce point-là…

— C'est pas grave ! répond Charlotte en chuchotant d'un air malicieux. Tu mets de la tomate et tu lui dis pas…

Enzo, isolé près du barbecue, repense au terrible accident sur lequel il est intervenu la veille avec ses hommes. Il se demande ce que le petit garçon a pu devenir. La cruauté dont la vie peut parfois faire preuve est pour lui un rappel constant que la sécurité passe avant tout. Le moral d'Enzo pourrait être au plus bas, mais il est heureux d'accueillir ses collègues dans son beau jardin.

La première à arriver, c'est Martine. Elle franchit le portail et contourne la maison, chargée de gros sacs plastiques.

Comme d'habitude, elle a dû faire la tarte au thon dont elle est la seule à avoir le secret. Quand elle arrive sur la terrasse, elle a les traits tirés et le regard sombre. Comme ses collègues, elle est en plein milieu d'un combat social perdu d'avance avec l'administration et le gouvernement. Les conditions de travail à l'hôpital sont devenues épouvantables, et les salaires sont gelés depuis plus de huit ans. Alors que Martine a commencé à refaire le monde avec Enzo et Ludivine, c'est au tour de Joël d'arriver, accompagné de Gao et de deux autres collègues aides-soignantes. Ils sont tous chargés de nombreux sacs, remplis de bouteilles, de viande et de chips. Comme Martine, ils n'ont pas leur joie de vivre habituelle et l'ambiance est lourde. Seul Joël, en éternel bon vivant, garde sa bonne humeur légendaire. En quelques blagues sur l'encadrement et l'administration, il tente de relancer l'ambiance, mais la tâche est ardue !

La semaine précédente, un infirmier s'est encore suicidé en se jetant du toit de l'hôpital. Depuis moins d'un an, cela fait huit infirmiers et médecins qui ont fait ce choix terrible de mettre fin à leurs jours. Certes, certains travaillaient dans l'hôpital d'Enzo, mais cette fois-ci, c'est un collègue qu'il côtoyait parfois aux soins intensifs et qui était très apprécié. Il est venu à l'hôpital un jour de congé, a enfilé sa tenue de travail, et est monté sur le toit avant de se jeter dans le vide. On aurait pu penser que l'administration de ce grand établissement se serait sentie partiellement responsable, mais non ! Lors d'une réunion dans son service d'origine, la direction a indiqué que pour elle, s'il était venu se suicider au travail, et non ailleurs, ce n'était pas à cause de son emploi. Pour eux, s'il est monté sur le toit de l'hôpital un jour de repos et a eu ce geste irréversible et définitif, c'est parce qu'il aimait son travail... Cette attitude de la direction a choqué l'ensemble du personnel, et a encore aggravé une tension latente et vieille de plusieurs années.

Il faut savoir que le personnel paramédical des soins intensifs n'a pas le droit de grève. En effet, en cas de préavis posé par les syndicats, les infirmiers et aides-soignants du service sont systématiquement réquisitionnés. Les grévistes potentiels sont alors obligés de venir travailler, et n'ont donc aucun moyen de pression pour faire valoir leurs droits. Un infirmier en début de carrière gagne environ 140 euros de plus que le SMIC. Il a fait trois ans et demi d'études au minimum, et est responsable de la vie de ses patients. Enzo, avec ses cinq années d'ancienneté, gagne 75 euros mensuels de plus qu'à sa sortie de l'école. L'inflation à elle seule, sans tenir compte d'aucun autre critère, pourrait justifier d'une augmentation du double, soit de 150 euros par mois. Enzo savait bien qu'il ne deviendrait pas riche en choisissant le métier d'infirmier, mais il n'imaginait pas non plus que son salaire serait gelé *ad vitam aeternam*. Comment comprendre alors que le professeur du service voisin, qui gagne déjà plus de 10 000 euros nets par mois de manière officielle, en gagne près de 10 fois plus, sous la table, avec sa patientèle privée ? Ces consultations et interventions « privées » sont pratiquées par certains médecins ou chirurgiens. Ils proposent de prendre en charge les malades plus rapidement, en l'échange de plusieurs centaines, voire milliers d'euros de dépassement. Tout cela étant, bien sûr, fait dans les locaux de l'hôpital, avec le personnel et le matériel payés par les impôts et au détriment des autres soignants travaillant déjà sans moyens financiers suffisants.

Pendant le repas, chacun y va de son anecdote et de son avis sur la situation. Ludivine s'adresse à Martine d'un air énervé :

— Tu vois, dans mon service, j'ai une collègue préparatrice en pharmacie atteinte d'un cancer de la gorge. Son médecin traitant lui a donc demandé d'éviter les postes où elle devrait beaucoup parler.

— Bien sûr, c'est évident ! répond Martine en mangeant sa brochette.

— Eh bien, forte de cet avis, ma collègue a informé la médecine du travail et notre supérieure hiérarchique. Celle-ci l'a donc en toute « logique » positionnée à des postes d'accueil du public, et lui a conseillé de sucer des pastilles au miel ! Que doit-on penser de ces petits « chefaillons » pendant que d'autres cadres risquent leur carrière pour protéger leur personnel ?

Martine, l'air désabusé, secoue la tête en se servant un verre de rosé.

Enzo, lui, est écœuré par la gestion des congés. Jean Philippe, son cadre, lui a demandé de trouver une personne pour le remplacer à son poste d'infirmier durant le week-end se trouvant au beau milieu de ses vacances d'été. Bien sûr, c'est impossible ! Travaillant un week-end sur deux, il n'est jamais possible de prendre plus de 12 jours de congé d'affilé.

Une semaine de sept jours, plus les cinq jours de la semaine suivante, sachant que le deuxième week-end sera travaillé...

Martine indique qu'elle a trouvé, la veille, une mouche morte écrasée dans un morceau de pain destiné aux malades. Gao a dû, quant à lui, jeter plusieurs yaourts moisis, que les patients n'ont pas voulu manger quand ils ont vu la pellicule verte se trouvant à la surface. Alors que l'hôpital facture près de 3 000 euros la nuit aux soins intensifs, il n'est pas capable de fournir une restauration au niveau du pire boui-boui de la ville. Même les collations fournies au personnel ne sont pratiquement jamais mangées. Elles sont tellement mauvaises, et la peur d'être malade à cause d'une fraicheur douteuse, ne motivent pas plus.

Une jeune collègue aide-soignante s'étonne, elle, de l'organisation de la crèche de l'hôpital. Les places sont en partie sous-louées à une société privée, afin de récupérer de l'argent. La collègue s'est donc vu attribuer une place dans la crèche d'un autre hôpital, à l'autre bout de la ville. La structure de l'autre établissement ferme à 21 h 15 et la collègue finit le travail à 21 h 30, elle a donc forcément des problèmes chaque soir pour récupérer son enfant à l'heure. Seules la compréhension et la bonne volonté du personnel de la crèche permettent de compenser l'étroitesse des horaires officiels.

Les problèmes se trouvent aussi dans le personnel du service, et à tous les niveaux. En général, sur les deux internes présents en journée, l'un est efficace et compétent, pendant que l'autre est invivable et en dilettante. En ce moment, Lukas et Arthur sont les deux internes des soins intensifs. Lukas est un jeune allemand que seule la barrière de la langue ralentit un peu. Il est toujours souriant et poli. Il est très apprécié du personnel et des patients pour son caractère ouvert et tolérant. Il est à l'écoute des autres et tient toujours compte de ce qu'on lui dit. Il travaille dur et ne compte pas ses heures pour prendre ses patients en charge du mieux possible. Arthur, lui, est le fils d'un professeur de chirurgie thoracique, et imagine que tout lui est dû. Il n'écoute personne, ni les patients, ni les paramédicaux, et pense que les gens qui ne sont pas médecins ont raté leur vie et sont stupides. Il croit que les patients sont là pour lui permettre de faire avancer sa carrière. Il n'a même pas de respect pour les chefs de cliniques ou les médecins des autres services.

Les infirmiers ne sont pas en reste pour ce qui est des « pommes pourries ». Deux personnes comme Viviane et Joël se retrouvent à travailler dans le même service. Viviane ne semble être là que pour assouvir ses fantasmes, au grand dam de ses collègues et des patients dont elle s'occupe particulièrement mal. Elle arrive systématiquement en retard et part quasiment toujours en avance. Joël arrive lui toujours en avance, et prend le temps de s'informer sur la vie du service avant de commencer sa journée. Le soir, il est toujours le dernier à partir, quand il est sûr de ne laisser aucune mauvaise surprise à ses collègues de nuit. Il est toujours là pour aider les autres et est particulièrement apprécié des patients qui sentent en lui la compétence et la déontologie. Pourtant, à la fin du mois, Viviane et Joël ont le même salaire et la même reconnaissance de leur hiérarchie !

— Voilà peut-être en partie d'où vient cette mauvaise image qui colle aux fonctionnaires depuis tant d'années… soupire Enzo à l'évocation de cette situation.

La chaine hiérarchique de l'hôpital ne déroge pas à la règle. Vont se côtoyer des profils aux antipodes les uns des autres. Certains cadres ne considèrent le service ou le pôle qu'ils gèrent que comme un tremplin vers le suivant. Ils ne protègeront jamais leur personnel au détriment de leur propre carrière, et mèneront une vie d'enfer aux subordonnés qui ne connaissent pas leurs droits. D'autres sont de vrais managers et ont compris que pour garder du personnel compétent, il ne faut pas le traiter comme du consommable. Certains cadres sont capables de tenir tête à l'administration lorsqu'ils savent que le bien du service et de l'équipe sont en jeu. Le turnover du personnel paramédical est en général un bon indicateur de la qualité du cadre du service.

Même les locaux suivent la règle du meilleur et du pire. Cet hôpital moderne est bourré d'innovations permettant d'améliorer les journées des patients et du personnel. Des systèmes automatisés transportent à travers l'immense bâtisse les valises de courrier, les tubes de sang et même les chariots repas des patients. L'immeuble a été construit selon une architecture nouvelle et lumineuse, accueillante et rassurante. À l'inauguration, quinze ans plus tôt, le matériel moderne et les services d'imagerie de pointe rendaient les diagnostics rapides et fiables. Et surtout, la présence de la presque totalité des spécialités médicales et l'énorme plateau technique limitaient considérablement les transferts des patients vers d'autres hôpitaux mieux dotés.

Aujourd'hui, l'hôpital a vieilli. Le matériel est peu ou pas entretenu, à l'image des locaux. Les fuites d'eau se multiplient dès que la pluie tombe ou que les sanitaires défaillent. Le chauffage fonctionne mal et la climatisation presque pas. On peut avoir quinze degrés d'écart entre deux chambres voisines ! Les stores placés entre les deux carreaux du double vitrage sont presque tous cassés et irréparables. Le système informatique vétuste est régulièrement en panne ou en maintenance, ce qui complique considérablement la vie du personnel. Le fléchage très mal conçu et quasi inexistant, entraine souvent les visiteurs dans des excursions interminables pour retrouver leurs proches. Et la liste est encore longue…

Enzo et ses collègues sont d'autant plus énervés par la situation qu'ils aiment malgré tout leur hôpital et leur travail. Ils souhaiteraient avoir la possibilité de soigner leurs patients dans de meilleures conditions, selon l'éthique et la déontologie dont on leur parlait à leurs débuts. On ne devient pas infirmier ou aide-soignant par hasard, c'est une vocation. On le fait parce qu'on aime les gens et qu'on a envie de les aider du mieux possible. Mais aujourd'hui, l'hôpital est devenu une énorme machine impersonnelle, dont la fonction première n'est pas de soigner les gens, mais de faire rentrer l'argent. Les soignants ne sont plus là pour rendre leur santé aux patients, mais pour faire en sorte que leur état soit juste suffisant pour leur permettre de rentrer chez eux. Si les patients peuvent revenir quelques semaines ou mois plus tard pour de nouveaux problèmes de santé, c'est encore mieux, cela maintient le rendement…

Cela fait maintenant plusieurs heures qu'Enzo et ses collègues refont le monde autour d'une table de jardin, et la lumière commence à baisser. Lilou et Charlotte sont montées jouer dans leurs chambres et Ludivine a attaqué la vaisselle. Certains commencent à regarder leur montre, mais Enzo ne veut pas que la journée se termine. Il aime ces moments de complicité avec ses collègues. Mais Martine doit refaire les trente kilomètres retour pour aller chercher ses enfants laissés chez sa mère. Joël resterait bien plus longtemps à profiter de cette belle journée, mais il est le chauffeur. Il doit ramener les autres collègues, et demain, Gao va devoir se lever à 5 heures du matin.

Chacun aura pu vider son sac et dire ce qu'il pense de la situation, mais demain il faudra reprendre le travail. Peut-être la journée renfermera-t-elle plus de bonheur que de malheur. Peut-être y aura-t-il plus de bonnes nouvelles pour les patients que d'annonces de diagnostics terminaux ou de décès. Quoi qu'il en soit, Enzo et ses collègues feront toujours de leur mieux pour améliorer le séjour de leurs patients dans leur service, malgré le manque de moyens et de reconnaissance…

10

Prisonnière

Le dessin animé qui se joue en ce moment sur la télévision a l'air de beaucoup plaire à Manon et Chloé. Les deux petites filles sont scotchées devant les images de leurs héros préférés se battant contre des méchants. Manon, 10 ans, finit son petit-déjeuner sur la table basse, pendant que Chloé, 6 ans, est en train de coiffer sa poupée, assise sur le canapé. Les deux petites filles sont tellement absorbées par les aventures de leurs personnages imaginaires qu'elles n'ont pas vu l'heure avancer. Ce matin il y a école et Manon a des évaluations importantes dans sa dernière année avant le collège.

— Il est 8 heures les filles, vous vous êtes lavé les dents ? demande Célia, leur maman.

— Non maman, on y va tout de suite ! répond Manon la bouche encore pleine de céréales.

Cinq minutes plus tard, Célia revient à la charge, énervée par l'inaction de ses fillettes.

— Les filles, on part dans cinq minutes ! J'espère que vos dents sont propres et que vos sacs d'école sont prêts !

Se rendant compte qu'elles ont une fois de plus oublié de se préparer, les deux demoiselles se lèvent brutalement et courent vers la salle de bain. En arrivant dans le living, Célia voit les affaires du petit-déjeuner abandonnées sur la table recouverte de taches de chocolat. Son sang ne fait qu'un tour, la colère envahit son visage soudainement. Elle interpelle avec fureur les deux petites filles :

— Manon, Chloé, venez ici tout de suite ! Qu'est-ce que c'est qu'ce bazar ? Comme d'habitude, vous vous levez aux aurores, vous vous mettez devant la télé, et vous ne fichez rien jusqu'à ce que ce soit l'heure d'aller à l'école ! J'en ai marre de vous !

Plus Célia s'énerve sur ses filles et plus elle devient rouge de rage. C'est la même histoire chaque matin ; Manon et Chloé se lèvent en entendant leur mère, réveillent toute la maison, et trainent jusqu'à l'heure du départ. Célia sait très bien que ses filles ne sont pas des démons, qu'elles sont comme les autres enfants de leur âge, mais la semaine a été difficile et la kinésithérapeute de 35 ans commence à fatiguer.

— J'en ai marre de vous, c'est tous les matins par…

Célia s'arrête brusquement de parler, stoppée au milieu de sa phrase. Elle regarde ses filles et s'effondre subitement sur le carrelage du living. Chloé se met à pleurer, tandis que sa grande sœur se jette sur sa mère et la secoue de toutes ses forces.

— Papa ! Papa ! Maman est tombée ! crie Manon.

— Qu'est-ce qui se passe ? Pourquoi vous criez comme ça ? répond Hervé, le papa, en train de s'habiller dans sa chambre.

— Maman est tombée et elle ne répond plus ! hurle Manon à l'intention de son père.

Hervé sort de sa chambre à toute vitesse et court vers sa femme. Lorsqu'il arrive dans le living, les deux petites filles sont en pleurs et leur mère gît allongée devant la table basse. Il se met à genoux à côté de son amour de jeunesse, et commence lui aussi à la secouer et à lui donner des claques.

— Chérie, qu'est-ce qui se passe ? Ouvre les yeux ! Réponds-moi !

Mais Célia ne se réveille pas ; ses yeux sont ouverts, mais elle ne réagit pas. Hervé se souvient alors des cours de secourisme qu'il avait suivis l'année précédente avec la Croix-Rouge. Il cherche des signes de respiration, rien. Il commence à s'affoler et à comprendre que la situation est grave. Il cherche si Célia a un pouls, mais là aussi, il ne perçoit aucun battement de cœur. Il se jette sur le téléphone et compose le 15.

— Le SAMU bonjour. Quel est le motif de votre appel ?

— Ma femme vient de faire un malaise, je ne sens plus son pouls, ni sa respiration ! Venez vite, je vous en prie !

— D'accord monsieur, où habitez-vous, quel est l'âge de votre épouse ?

En quelques secondes, Hervé répond aux questions du permanencier du SAMU et retourne s'occuper de Célia. Les mots du moniteur de secourisme lui reviennent comme s'il les avait entendus la veille : « Si vous ne faites rien, la personne va mourir. Il faut absolument faire des gestes de premiers secours avant l'arrivée du SAMU ou des pompiers. Il vaut mieux faire mal les gestes, que de rester sans rien faire ! ».

— Les filles, allez dans vos chambres et jouez avec vos poupées ! Je m'occupe de maman et le docteur arrive…

Alors Hervé se lance, comme son interlocuteur vient de le lui demander, il commence un massage cardiaque et un bouche-à-bouche. Il se retrouve maintenant seul dans le living, face à ses responsabilités. Il fait son maximum et donne toute l'énergie qu'il a. *Pourvu qu'ils arrivent vite ! J'espère que je fais les choses correctement. Reviens ma chérie, parles moi,* prie Hervé en silence.

Il alterne régulièrement les cycles de massage cardiaque et de ventilation artificielle. L'adrénaline et les émotions le submergent, et il se retrouve dans un état tel qu'il se détache totalement de tout ce qui l'entoure. Il lui faut plusieurs secondes pour comprendre que quelqu'un sonne à la porte. Quelqu'un crie et frappe la porte en hurlant « C'est les pompiers ! ». Il se lève, chancelant, se dirige vers l'entrée, et ouvre la porte de manière automatique, sans même s'en rendre compte.

— Bonjour monsieur, c'est les pompiers. C'est vous qui avez appelé les secours ?

Sans trouver la force de répondre, Hervé emmène le chef d'agrès dans le living avant de fondre en larmes et de s'écrouler sur le canapé.

— Allez les gars, vous commencez la RCP (Réanimation Cardio-Pulmonaire), vous sortez l'aspirateur à mucosités, l'O$_2$, le DSA (Défibrillateur Semi-Automatique) et je demande des renforts, ordonne le pompier à ses hommes.

Les trois pompiers s'affairent autour de Célia. L'un reprend le massage cardiaque, pendant que l'autre installe le matériel d'oxygénothérapie. Pendant ce temps, le chef d'agrès confirme par radio l'arrêt cardiaque et la nécessité du SAMU. Les trois hommes se relayent pour ranimer la jeune femme et quelques minutes plus tard, l'ambulance médicalisée arrive.

— Ne la laissez pas mourir ! Elle n'a que 35 ans et on a deux petites filles… implore Hervé au médecin du SAMU.

Le cœur recommence à battre après trente minutes de réanimation et plusieurs chocs du défibrillateur. Il s'arrête de nouveau, puis repart cinq minutes plus tard. Les secours vont se battre pour Célia pendant plus d'une heure. 90 minutes après le début du malaise, la jeune femme est dans le camion du SAMU, en route pour l'hôpital. Hervé, lui, est toujours sous le choc, et ne comprend pas ce qui est en train de se passer. Ne pouvant pas monter dans l'ambulance, il prend ses deux filles dans sa voiture, pour se rendre lui aussi vers le centre hospitalier…

Célia Mano est la patiente de la chambre n°4. Elle est dans le coma depuis près de deux semaines et les médecins commencent à perdre espoir. Hervé, Manon et Chloé lui rendent visite tous les jours et lui apportent des choses pour lui faire plaisir. Hervé a choisi plusieurs photos de famille qu'il a scotché sur les murs de la chambre. Les deux petites filles ont fait d'innombrables dessins qu'elles ont elles aussi collés aux murs. Hervé passe ses journées à pleurer en tenant la main de sa femme, pendant que les deux fillettes jouent sur le sol de la chambre d'hôpital sans vraiment comprendre ce qu'il se passe. Les soignants se relayent au chevet de la jeune femme, mais ils savent que plus le coma sera long, et plus les chances de rétablissement seront faibles.

Ce n'est qu'au quinzième jour que Célia se réveille. Elle commence à ouvrir les yeux et à regarder autour d'elle, sans bouger la tête. Les médecins peuvent alors lui retirer le tube qu'elle a dans la bouche afin qu'elle puisse respirer seule.

Toutefois, le verdict tombe : Mme Mano a de très lourdes séquelles liées au manque d'oxygène dans son cerveau pendant l'arrêt cardiaque. Elle a perdu la vue et est paralysée des pieds jusqu'au cou.

Les yeux vont bien, mais la partie du cerveau qui gère la vue a été altérée. C'est ce qu'on appelle une cécité corticale. Les yeux reçoivent les informations visuelles, mais le cerveau est incapable de les traduire. Pour ce qui est de la paralysie, c'est la même chose. La moelle épinière n'est pas touchée, mais la zone du cerveau gérant la motricité a été très abîmée. Célia se retrouve donc aveugle et tétraplégique à l'âge de 35 ans, alors que tout lui souriait dans la vie… Elle sera prisonnière d'un corps inutile jusqu'à la fin de ses jours. Impossible de voir ses filles grandir et aucun espoir non plus de les tenir de nouveau dans ses bras…

Quand Enzo arrive pour prendre sa garde aux soins intensifs, il sait que la journée va être longue et pénible. Aujourd'hui, il est responsable du secteur dans lequel se trouve Célia. Lorsqu'il entre dans la chambre, il retrouve sa patiente dans le même état que celui dans lequel il l'avait laissée la veille. Elle est allongée dans son lit, les yeux vides qui fixent le plafond, et les bras repliés sur eux-mêmes. Ses coudes sont pliés au maximum et ses poignets aussi. Les doigts sont déformés, comme si son corps essayait de les plier dans le mauvais sens. Les douleurs engendrées par son état n'ont d'égal que le désespoir ressenti par la jeune maman.

Comme à son habitude, la jeune femme est en pleurs. Tout le temps qu'Enzo reste dans la chambre, Célia le passe à lui dire qu'elle veut mourir. Cette kinésithérapeute dans la force de l'âge était très sportive. Elle faisait beaucoup de jogging et se rendait souvent à la salle de sport. Aujourd'hui, elle ne voit plus rien et est totalement dépendante des soignants pour quoi que ce soit. Paralysée des bras et des jambes, elle ne peut plus ni manger seule, ni faire sa toilette. Elle ne peut même pas se gratter le nez ou se frotter les yeux.

Enzo sait qu'il ne doit pas laisser ressentir sa tristesse à sa patiente, alors il essaie de plaisanter avec elle. Il lui parle continuellement, et tente de lui faire oublier sa situation. Il lui décrit les photos et les dessins accrochés au mur, il lui raconte le film qu'il a vu la veille… Mais le cœur n'y est pas. Célia ne lui répond pas, elle ne réagit pas… Après quinze minutes de soins, et pour ne pas se mettre à pleurer comme sa patiente, il prétexte une urgence quelconque pour sortir de la chambre. Une fois dans le couloir, Enzo prend une grande inspiration et souffle doucement pour évacuer le trop-plein d'émotions. Cela lui rappelle les moments difficiles passés avec Clémentine, quelques années plus tôt. Il sait qu'une fois de plus, la situation est gravissime, et que là, les chances de rétablissement sont quasi nulles.

Comment pourrait-elle garder le moral en étant enfermée dans un corps sur lequel elle n'a plus aucune maîtrise ? Comment pourra-t-elle vivre, alors que la simple survie est déjà un supplice ? se demande Enzo attristé.

Dans la chambre voisine, une femme de 82 ans est en train de faire des mots croisés en écoutant de la musique classique sur sa petite radio à piles. Un châle en laine recouvre le haut de la couverture de son lit et un énorme livre trône sur le vieux tissu coloré. Elle est hospitalisée pour un choc septique et se rétablit doucement. C'est une vieille dame adorable, qui se préoccupe plus de l'état de sa voisine que du sien. À chaque fois qu'Enzo entre dans sa chambre, elle lui pose des questions sur l'état de la personne se trouvant de l'autre côté du mur. L'infirmier sait qu'il n'a rien le droit de dire, mais son silence pesant et les gémissements de Célia ne laissent aucun doute ; la situation est grave. La vieille dame essaye tant bien que mal de réconforter les soignants, mais la tâche est rude !

Tout à coup, les aides-soignants demandent à Enzo d'aller voir Célia, car ils ne la trouvent pas bien. En entrant dans la chambre, l'infirmier trouve sa patiente en pleine dispute avec Hervé. Comme tous les jours, alors que les deux petites filles du couple sont en train de jouer sur le sol, la jeune femme insulte son mari et le traite de tous les noms car il a « osé » la réanimer.

— C'est ignoble ce que tu m'as fait ! Pourquoi tu ne m'as pas laissé mourir ? C'est à cause de toi, si je suis dans cet état

! Maintenant tu dois me tuer pour mettre fin à mes souffrances ! Hervé écoute sa femme sans rien dire. Il se sent coupable de ce qui est arrivé. La jeune Manon, elle aussi, se sent coupable. Elle a déjà dit à Enzo que sa maman était tombée malade parce qu'elles s'étaient disputées toutes les deux juste avant. Les médecins ont expliqué à plusieurs reprises à M. et Mme Mano que tout ce qui était arrivé était malheureux, mais que ce n'était la faute de personne. La psychologue et la psychiatre ont rencontré Manon et Chloé pour leur expliquer la même chose, mais toute la famille a un sentiment d'injustice et de culpabilité.

Après plusieurs semaines, Célia est toujours aussi mélancolique et réclame continuellement à chaque soignant de mettre fin à ses jours. Hervé, Manon et Chloé viennent de moins en moins, car cela est trop difficile. Les journées sont longues et l'état physique et psychologique de Célia se dégrade. Les douleurs sont de plus en plus fortes et les escarres commencent à arriver. C'est-à-dire que l'absence totale de mouvements de Célia, associée à une grande dénutrition, entraine un arrêt de la circulation sanguine dans certains tissus mous. Ceux-ci, écrasés entre les os maintenant saillants et le matelas du lit, meurent et nécrosent, se transformant en d'énormes plaies béantes.

Après un mois d'hospitalisation, une place se libère enfin dans un centre de rééducation, et la demande de transfert est faite. Les soignants se sont tous beaucoup attachés à cette jeune femme, mais ils sont soulagés de savoir qu'elle va quitter le service. Ils savent qu'une vraie rééducation va enfin pouvoir débuter, et que Mme Mano pourra peut-être récupérer une infime partie de sa vue et de sa mobilité.

Enzo ne sait pas ce qu'il adviendra de sa patiente et de sa famille. Il n'aura jamais de nouvelles, et ne saura jamais si cette jolie famille aura résisté à un destin aussi injuste que terrible. Il veut d'autant plus jouir du bonheur quotidien dont il peut profiter grâce à sa compagne et ses deux merveilleuses petites filles. Ludivine est en parfaite santé, Lilou et Charlotte respirent la joie de vivre, pourvu que cela dure…

11

Quand la certitude joue avec la mort

Les jours puis les saisons passent et février arrive. Ce n'est pas le mois le plus agréable dans la campagne d'Enzo. La plupart du temps, il fait froid, il y a de la boue partout, et le vent glacial limite les envies de sortie. La plupart des gens restent chez eux, au chaud et au sec. Les rencontres avec les voisins se font rares, et la vie sociale semble hiberner comme les animaux des champs. Mais cette année, la nature a décidé de gâter les habitants du petit hameau. La veille, le thermomètre est descendu à - 10°C et la neige tombée en abondance a élu domicile dans toute la région. Lorsque Enzo ouvre les premiers volets, il découvre un magnifique paysage en noir et blanc, dont la beauté n'a d'égale que son caractère éphémère. Quelques rares traces de pneus de voitures apparaissent sur le tapis blanc de la petite rue passant devant le pavillon, mais le reste du tableau semble immaculé. Tout est blanc et silencieux. Les bruits habituels sont étouffés par la neige, et même les oiseaux, silencieux, semblent ne pas vouloir briser la quiétude de la situation. Les arbres du jardin sont intégralement blancs, recouverts de stalactites, et la pelouse a disparu sous 25 cm de poudreuse.

Aujourd'hui, Enzo ne travaille pas à l'hôpital ; il est de garde au centre de secours. Les filles n'ont pas classe, donc le stress de leur préparation pour l'école ne devrait pas faire son apparition. Pourtant, en voyant Lilou et Charlotte en transe devant la télévision, la moutarde commence à lui monter au nez.

— Dites donc les filles, vous ne pensez pas rester devant la télé comme deux cruches toute la matinée ? Montez vous laver les dents et vous habiller !

— Mais papa, c'est bientôt la fin du dessin animé et aujourd'hui il n'y a pas école ! répond Lilou.

Charlotte sait qu'il vaut mieux ne rien dire et laisser passer l'orage. Sa sœur va se charger de négocier avec leur père, et il est préférable de rester en dehors de cette discussion.

— Les filles, si dans dix minutes, vous n'êtes pas habillées et avec les dents propres, je dis à papy et mamie de rester chez eux. Ils ne viendront pas passer la journée avec deux petites souillons ! Je vais aller promener Sparky, et si quand je reviens, vous en êtes toujours au même point…

À ce moment, Enzo, qui commence à s'énerver, se souvient de l'histoire de Célia. Il se dit qu'il est en train de se battre pour des bêtises, et qu'il vaut mieux apaiser la situation. Il tourne le dos à Lilou et va au garage pour prendre les croquettes du chien. Après que celles-ci aient été avalées goulument par le berger allemand hystérique à l'idée de la promenade, les deux compères sortent dans le froid glacial, en direction des champs. Enzo vient d'offrir à son fidèle compagnon un magnifique collier en cuir noir. Le reflet de la lumière sur la peau encore neuve du collier donne à Sparky un petit air de jeunesse. Pourtant, le chien a maintenant 13 ans et de plus en plus de problèmes de santé. L'arrière-train commence à avoir du mal à bouger ; l'ouïe devient de plus en plus faible, et surtout, la maladie de Crohn a fait perdre au berger allemand presque le tiers de son poids. Une fois dehors, Enzo sait que ce n'est plus le chien qui se promène devant, mais que c'est au maître de l'attendre. Sparky marche lentement, la queue basse, le poil terne et le regard fatigué. Enzo marche donc lui aussi lentement, pour ne pas épuiser inutilement son vieux compagnon.

Ce matin, la brume s'est associée à la neige pour rendre le paysage encore plus magique. Elle cache partiellement le soleil qui est en train de se lever. Les teintes d'orange ont remplacé les couleurs habituelles du matin. On ne voit pas à plus de trente mètres, et les rayons du soleil perçant le haut du ciel donnent l'impression d'être dans un film fantastique. La couche de neige et de glace qui recouvre le sol oblige Enzo à sortir les mains des poches où il les avait mises bien au chaud. Le risque de chute est trop important pour privilégier le confort. Arrivés de l'autre côté du champ, le chien et son maître ne distinguent plus aucune maison du hameau. Il est temps de rentrer mettre les pattes au chaud.

De retour à la maison, Enzo constate avec joie que la télévision est éteinte et que ses filles se sont enfin décidées à s'habiller. Ludivine est en train de coiffer Charlotte, et Lilou a même décidé de se mettre à ses devoirs, probablement contrainte et forcée par sa mère. La journée commence bien, mais Enzo s'inquiète pour la suite. Il sait par expérience que la neige donne souvent beaucoup de travail aux pompiers et que sa garde risque d'être difficile…

Arrivé au CS, le chef d'agrès constate avec soulagement que la totalité de ses hommes a réussi à faire le chemin les menant à la caserne. Jusqu'à demain, Enzo et deux autres sapeurs seront affectés au VSAV, le Véhicule de secours et d'Assistance aux Victimes. Cela veut dire qu'ils risquent d'enchaîner les interventions et donc les kilomètres de conduite en urgence sur les routes glissantes. Heureusement, Enzo sera accompagné de deux de ses meilleurs hommes. Sébastien sera le chauffeur, et avec ses dix ans d'ancienneté derrière le volant, il saura surement comment ramener tout le monde à la maison, sans accident. Alexandre sera quant à lui le troisième homme de l'équipage. Cela fait maintenant quatre ans qu'il a fait sa première garde au CS, et il a su démontrer ses compétences, intervention après intervention. Enzo a toute confiance en ses hommes et commence donc sa garde sereinement.

— Alors Seb, t'as sorti la déneigeuse ce matin ? demande le chef à son vieil ami.

— Non, j'ai comaté dans le lit jusqu'à c'que mon fils me prenne pour un trampoline ! Ma chérie était déjà partie quand je me suis levé, alors j'ai flemmardé devant une série débile à la télé.

Peut-être aurais-je du faire pareil et laisser Sparky au chaud ce matin, songe alors Enzo qui s'inquiète pour son chien.

Comme les trois hommes le craignaient, le buzzer du CS et la radio du camion n'arrêtent pas de sonner. La majorité des interventions sont causées par la neige. Les trottoirs sont extrêmement glissants et beaucoup de piétons finissent les quatre fers en l'air, avec parfois de vilaines fractures. La chaussée n'est pas en reste, et les glissades plus ou moins artistiques des voitures se terminent souvent dans les fossés. Les trois pompiers n'ont pas eu le temps de déjeuner, et l'enchainement des interventions sur voie publique avec ce froid commence à les fatiguer. Alors qu'ils pensaient enfin pouvoir arriver au CS pour prendre un repas chaud, la radio sonne une fois de plus pour leur donner leur nouvelle intervention. Enzo est soulagé, car pour la deuxième fois de la journée, ils sont requis pour un malaise à domicile, c'est-à-dire au chaud...

En arrivant dans le petit appartement où ils ont été requis, les pompiers découvrent une femme de 75 ans, assise dans son canapé. Elle est d'une pâleur à faire frémir n'importe quel scénariste de film d'épouvante. Sébastien commence à évaluer le pouls et la respiration de la victime, pendant qu'Alexandre installe l'oxygénothérapie à la demande d'Enzo. Celui-ci interroge le mari pour avoir plus d'informations. La femme aurait fait un malaise et perdu connaissance alors qu'elle regardait la télévision, assise dans son canapé. Le chef d'agrès sait qu'à cet âge-là, un malaise comme celui-ci peut être le signe précurseur d'une pathologie grave et urgente. L'infirmier prend alors le dessus, et Enzo se lance dans un long interrogatoire de sa patiente, pour essayer de comprendre ce qui se passe.

— Avez-vous des problèmes médicaux madame ? demande le chef.

— Oui monsieur, répond la vieille femme d'une voix tremblante. J'ai une maladie au cœur.

— Bien madame, vous savez quelle maladie exactement ? Vous prenez quoi comme médicaments ?

— Je vais voir le cardiologue plusieurs fois par an, c'est lui qui s'occupe de tout ça ! Je prends un petit comprimé blanc et rond, et d'autres de plusieurs couleurs…

Enzo a l'habitude de cette situation. Les personnes âgées sont souvent polypathologiques, avec de nombreux problèmes de santé et pas moins de médicaments qu'ils ne connaissent que très rarement. Après avoir passé tant bien que mal en revue l'ensemble des antécédents médicaux, des traitements, et des circonstances exactes du malaise, le chef d'agrès prend son téléphone pour rendre compte à la coordination médicale. Mais il n'a pas le temps de composer le numéro qu'il voit la femme perdre connaissance devant lui. Il la stimule au maximum, dans l'espoir qu'elle reprenne ses esprits, mais rien ne se passe. Puis, ce sont les mouvements respiratoires qui cessent, et pour finir, Enzo ne trouve plus de pouls…

— Allez les gars, c'est parti ! On la met au sol, Seb tu commences le massage, Alex tu t'occupes du matos, O_2, AMS, DSA et rapido ! lance Enzo à ses hommes.

Avec l'aide de ses équipiers, il allonge la femme au sol et commence la réanimation cardio-pulmonaire. Le défibrillateur semi-automatique est installé et Enzo passe un message d'urgence par radio, en demandant l'envoi du

SMUR, le Service Mobile d'Urgence et de Réanimation. Vue la dégradation brutale de l'état de santé de la victime, la présence sur place d'un médecin urgentiste et d'un infirmier anesthésiste est nécessaire.

Quelques minutes plus tard, le défibrillateur relié à la vieille femme se met à parler d'une voix artificielle et métallique :

— Analyse du rythme cardiaque en cours, ne pas toucher le patient !

Un long silence de plusieurs secondes s'installe alors, pendant que le défibrillateur analyse l'état de la vieille femme. Puis il se remet à parler :

— Choc recommandé ! Appareil en charge ! Restez à l'écart du patient !

Après avoir écarté ses équipiers et la bouteille d'oxygène, Enzo appuie sur le gros bouton marqué d'un éclair, afin de « choquer » sa victime. À la suite de la délivrance du choc électrique, le chef d'agrès cherche la présence d'un pouls. Pour la première fois de sa carrière, la première défibrillation aura permis le retour d'un rythme cardiaque. Enzo sent avec bonheur la carotide de sa victime se durcir de manière régulière sous ses doigts. Les mouvements respiratoires reprennent immédiatement, et la femme ouvre les yeux spontanément en moins de deux minutes. On se croirait dans les séries américaines où un massage cardiaque à lui seul permet pratiquement toujours de réanimer les gens… Enzo n'en croit pas ses yeux ! Les trois pompiers sont soulagés et joyeux, car il leur arrive rarement de faire repartir un cœur avant l'arrivée du SMUR.

Après quelques minutes, la conversation a même repris entre la vieille femme et les soldats du feu, comme si rien ne s'était passé. Elle leur raconte ses cinquante ans de mariage, et la vie de ses nombreux enfants, petits-enfants et arrière-petits-enfants. Derrière le masque à oxygène, le sourire de cette femme courageuse fait concurrence à ses yeux pétillants. Pendant de longues minutes, une complicité s'installe entre les pompiers et leur victime du moment. Un quart d'heure plus tard, lorsque le SMUR arrive dans la rue, la vieille femme a tellement récupéré de son malaise qu'Enzo se demande comment il va expliquer tout cela au médecin du SAMU qui va le prendre pour un rigolo.

Pour différentes raisons, le SAMU a envoyé un véhicule léger, avec un médecin, un ambulancier, et peu de matériel. Le véhicule lourd, l'ambulance de réanimation, avec l'infirmier et le gros du matériel, est resté à l'hôpital, ou est déjà engagé sur une autre intervention. Enzo ne comprend pas pourquoi les moyens lourds n'ont pas été envoyés pour sauver la vie de cette femme. Il est rassuré par le fait que son état s'est largement amélioré depuis quelques minutes.

Le médecin transporteur du jour est une nouvelle, inconnue des pompiers. La jeune femme blonde d'à peine plus de 25 ans arrive dans l'appartement et semble très étonnée par l'état de sa patiente.

— Ben alors, elle n'est pas en arrêt ? demande la jeune médecin.

Elle pensait trouver une femme en arrêt cardio-respiratoire et des pompiers en train de la réanimer. À la place, elle trouve une personne consciente et souriante qui semble aller très bien. Enzo explique en détail au médecin ce qui s'est passé. Le malaise de départ, l'arrêt cardiaque devant lui, le choc du défibrillateur, et enfin le retour de la conscience. La jeune médecin l'écoute d'une oreille, tout en se demandant ce qu'elle fait là. Passablement énervée car elle a l'impression de s'être déplacée pour rien, elle ausculte rapidement la septuagénaire, puis s'assoie sur une chaise. Alors qu'elle commence à remplir sa feuille d'intervention, elle indique à Enzo que la femme a probablement fait un malaise vagal et non un véritable arrêt cardiaque. Il va devoir arrêter l'oxygène et emmener sa victime aux urgences les plus proches.

C'est maintenant au tour d'Enzo d'être énervé et frustré. Il sait ce qu'il a vu et ce qu'il a fait. Il est persuadé que le médecin passe à côté de quelque chose, et que l'état de santé de sa victime est plus grave qu'il n'y paraît.

— Mais docteur, on l'a massée pendant plusieurs minutes et je vous assure qu'elle n'avait pas de rythme !

— Vous avez dû vous tromper quand vous avez cherché un pouls. Maintenant on va arrêter les conneries, j'ai autre chose à faire !

Enzo a beaucoup d'expérience, mais il n'est pas médecin. Il n'est que pompier et infirmier. Le seul avis qui compte vraiment, c'est celui du médecin du SAMU. Il fait donc retirer l'oxygène et envoie Sébastien chercher la chaise roulante dans le camion. À ce moment-là, la vieille femme commence à dodeliner de la tête.

— Je me sens bizarre, comme tout à l'heure…

— Ça ne va pas madame ? Vous ne vous sentez pas bien ? demande le chef d'agrès impuissant.

— Non monsieur, je pense que le malaise reprend, je ressens les mêmes symptômes.

Enzo essaie d'attirer l'attention du médecin, mais celle-ci n'a pas l'intention de s'éterniser, et se dépêche de remplir sa feuille d'intervention. La femme qui riait avec les pompiers une demi-heure auparavant ne sourit plus. Elle redevient pâle et commence à avoir le souffle court. Enzo insiste auprès du médecin pour qu'elle la réausculte, mais en vain.

Après quelques minutes, la femme perd de nouveau connaissance. Enzo, qui avait volontairement laissé son matériel sorti, fait immédiatement remettre l'oxygène. Il est en train de chercher un pouls, lorsque la jeune médecin arrive au-dessus de lui et lui demande de se pousser. Elle constate l'arrêt cardiaque et commence immédiatement la réanimation médicalisée. Les trois pompiers se relaient au massage cardiaque et au masque à oxygène, pendant que la doctoresse intube la patiente. Pendant de longues minutes, la jeune médecin paniquée administre des drogues et des chocs électriques. Elle demande au SAMU d'envoyer une ambulance de réanimation car elle va être à court de certains médicaments. Vingt minutes plus tard, lorsque les renforts arrivent enfin, il est trop tard. La doctoresse vient de stopper la réanimation et de déclarer le décès. La vieille dame, qui, une heure plus tôt, racontait sa vie aux pompiers, vient de s'en aller. Son mari, qui était resté dans la pièce voisine, s'effondre en voyant le drap posé sur sa femme.

Le silence règne dans l'appartement, pendant qu'Enzo et ses hommes rangent leur matériel. Ils évitent soigneusement de croiser le regard de cette jeune doctoresse débutante, qui était certaine de mieux savoir que le chef des pompiers. Enzo est énervé, mais il garde sa fureur en lui. Il sait qu'il a fait son devoir du mieux possible. Sébastien et Alexandre connaissent bien leur chef et savent que ce n'est pas le moment de lui parler. Ils finissent de reconditionner le matériel, puis descendent au camion pour tout ranger. Ce n'est que sur le chemin du retour que les langues se délient et qu'Enzo laisse sortir sa colère. Les trois hommes se souviendront longtemps de ces deux femmes dont les destins se sont croisés un après-midi de février.

Grâce à son expérience d'infirmier aux soins intensifs, Enzo sait que la plupart des médecins sont des gens bien, dévoués et compétents. Mais il sait aussi à quel point certains peuvent être dangereux lorsqu'ils pensent tout savoir mieux que tout le monde, c'est ce que l'on appelle le « syndrome de Dieu ».

12
À chacun ses compétences

Maya est confortablement installée dans le panier du chien. Elle est lovée entre le coussin et la queue poilue et rassurante de Sparky. Elle a le même âge que son voisin encombrant, et aimerait probablement pouvoir profiter seule de ce petit nid douillet. Lorsqu'Enzo passe à côté du panier avec son bol du petit-déjeuner, le berger allemand ne bouge pas une oreille, mais sa voisine féline se redresse immédiatement, de peur de se faire écraser par cet humain décidément bien trop grand. Elle se dirige alors vers la porte-fenêtre de la cuisine, pour se faire ouvrir l'accès à la liberté. Enzo entrouvre la porte, mais à la vue de la neige, Maya se ravise et retourne au chaud, dans les poils de Sparky toujours endormi. La vieille féline se rendort alors aussi vite qu'elle s'est réveillée.

— Allez mon loulou, c'est l'heure du ptit-déj ! dit doucement Enzo à son fidèle compagnon.

Mais le vieux chien se contente de lever un œil pour regarder son maître. Il semble préférer son confort et son repos à un bon repas. Ce n'est que lorsque Enzo ouvre la porte du garage pour aller chercher des croquettes que le gros chien se redresse péniblement et se dirige vers la cuisine. Petit-déjeuner avalé, un gros manteau, un bonnet de laine et des bottes, maître et chien sont prêts pour partir en promenade.

Il a encore neigé toute la nuit, et les trente centimètres sont largement dépassés. Enzo va encore devoir prendre son courage à deux mains pour déneiger devant le portail, et ainsi permettre son ouverture complète. Mais cela devra attendre, car Sparky commence à s'impatienter et à le montrer à son maître en poussant de petits gémissements.

— Oui mon chien, je sais que tu as mal et que tu es pressé de faire tes besoins, dit Enzo accroupi en caressant Sparky. On va pas s'éterniser dehors, t'inquiète pas. Pipi, popo et dodo.

Ce dimanche matin, tout est calme et silencieux ; la neige étouffe le moindre son qui aurait pu arriver aux oreilles des deux promeneurs. En avançant sur les chemins d'un blanc immaculé, Enzo doit faire attention où il pose ses pieds, car les nombreuses flaques d'eau gelées sont autant de pièges glissants, cachés sous la neige épaisse. Ralenti par son slalom, Enzo a perdu Sparky de vue. Le brouillard ne permet pas de voir à plus de quinze ou vingt mètres, et le chien a déjà pris de l'avance.

— Sparky ! Sparky ! Où es-tu ?

Mais malgré les appels de son maître, le chien ne revient pas. Alors Enzo commence à s'inquiéter. Son fidèle ami a de plus en plus de mal à se déplacer et pourrait se retrouver coincé dans un trou, voir pire...

Le maître suit les traces de pattes dans la neige, pour rester sur le même chemin que son compagnon. À certains moments, il ne sait même plus s'il est sur un sentier, ou s'il est entré sur un champ. Les cultures sont totalement recouvertes par les trente centimètres de poudreuse, et on ne distingue plus les délimitations entre chemins et champs.

Ces moments de solitude sont souvent prétexte au vagabondage des pensées d'Enzo. Il se remémore les interventions de la veille, et plus particulièrement celle ayant abouti au décès de cette vieille femme si gentille. Il se demande si sa prise en charge a été optimale et s'il n'aurait pas dû s'imposer plus dans les relations avec le médecin du SAMU. S'il avait discuté plus avec elle, peut-être aurait-il pu la faire changer d'avis sur son diagnostic. Certes il n'est pas médecin et n'a pas les mêmes connaissances, mais il a beaucoup d'expérience et un instinct qui le trompe rarement.

Enfin, après un moment qu'il lui a semblé interminable, Enzo retrouve Sparky près de la vieille station d'épuration. Il était en train de suivre la piste d'un petit animal, probablement un lapin.

— Dis donc mon grand, tu m'as fait peur ! dit le maître à son chien en le fixant d'un air mécontent mais soulagé. C'est plus de ton âge de courir après les lapins !

Après presque quarante-cinq minutes de promenade hivernale, Enzo décide de faire demi-tour. Sur le trajet du retour vers la maison, il se repère aux traces de pas qu'il a laissées dans la neige pour ne pas se perdre. Une fois de plus, Sparky, qui semble avoir trouvé une deuxième jeunesse, est parti devant et n'attend pas son maître. En arrivant à la maison, Enzo trouve Ludivine et les deux filles en train de prendre leur petit-déjeuner.

— Coucou mes princesses ! Vous avez bien dormi ?

Les deux fillettes se jettent sur leur père pour le couvrir de bisous chocolatés.

— Regarde ce que maman m'a acheté ! dit Charlotte.

— Moi aussi papa, regarde comme je suis belle ! renchérit Lilou.

— Ouah ! Vous êtes magnifiques, comme d'habitude ! J'espère que vous avez fait plein de bisous à maman !

— Oui papa ! répondent en cœur les deux sœurs.

Les deux demoiselles arborent de magnifiques nouvelles robes colorées que leur mère avait achetées en cachette pour leur faire une surprise. Le père, extrêmement fier de ses deux princesses, leur fait bisous et câlins avant de monter se changer et se préparer pour sa nouvelle garde de pompier. Grosses chaussettes dans les bottes de feu et une paire de gants dans le sac à dos, il est prêt à affronter une nouvelle journée froide et glissante.

Sur la route pour le CS, avant même d'être arrivé aux virages qu'il redoute tant et qui lui rappellent tellement de souvenirs, il a déjà vu une douzaine de véhicules abandonnés sur la route enneigée ou carrément dans les fossés. Sur le bord de la départementale, un scooter recouvert de neige et qui semble avoir passé la nuit-là rend Enzo perplexe. *Quel inconscient a pu avoir l'idée de sortir un deux-roues par ce temps ?* songe-t-il. *Pensait-il vraiment pouvoir faire plus d'un kilomètre ?*

Au CS, les hommes s'affairent à déneiger et saler les accès piétons et ceux des véhicules. Dans le garage, pas un engin n'est sec. Du véhicule de commandement au fourgon de secours routiers, en passant par les VSAV, tous semblent avoir servi cette nuit. Cela n'augure rien de bon pour cette journée qui pourrait bien être mouvementée elle aussi.

La première intervention est pour Enzo et ses deux équipiers de la veille. Sur le papier, il est indiqué : « personne blessée par arme blanche », et l'adresse mentionne un appartement dans un immeuble de la ville voisine. Les trois hommes sautent dans le VSAV et allument les « bleus », les gyrophares. Au premier carrefour, c'est le deux-tons qui vient apporter son aide pour ouvrir la route recouverte de neige. Cinq minutes plus tard, le camion rouge arrive à l'adresse indiquée lors de l'appel au 18. Le problème est que le pavillon correspondant à cette adresse ne présente qu'un rez-de-chaussée. Il n'y a pas d'immeuble, pas de deuxième étage, et pas plus d'appartement. Enzo va tout de même sonner au pavillon pour demander au propriétaire s'il n'aurait pas appelé les pompiers. Un homme d'une quarantaine d'année sort sur le pas de la porte, encore en pyjama et en chaussons. Il est apparemment très étonné de voir un engin de secours garé devant chez lui et confirme à Enzo qu'il n'a pas composé le 18. Le chef d'agrès, contrarié, prend sa radio et demande à la régulation de faire un contre-appel pour confirmer l'adresse de l'intervention. Deux bonnes minutes plus tard, l'information tombe ; la mauvaise commune a été indiquée lors de l'appel, et les trois pompiers se trouvent à au moins dix minutes du bon endroit.

C'est toujours pareil ! pense Enzo énervé. *Les gens sont paniqués, ils ne font pas attention à ce qu'ils disent lors de l'appel, et nous, les secours, on perd un temps précieux à chercher la bonne adresse ou le bon nom sur l'interphone.*

Les trois pompiers remontent donc en trombe dans le camion et se rendent vers la nouvelle adresse. Cette fois, un immeuble de quatre étages se dresse devant Enzo. Le chef d'agrès fait défiler les quelques noms sur l'interphone, jusqu'à obtenir celui désiré. Il appuie sur le bouton d'appel.

— C'est les pompiers ! dit Enzo dans le micro.

Quelques secondes plus tard, la porte de l'immeuble s'ouvre devant lui. Le bâtiment n'est pas de grand standing, mais les parties communes sont propres et les murs ne sont pas recouverts de graffitis. En arrivant au deuxième étage, une porte est entrouverte et Enzo entend du bruit venant de l'appartement correspondant. Il frappe à la porte.

— C'est les pompiers ! C'est vous qui avez demandé les secours ?

— Ouais ! Entrez vite, on est là !

Les trois hommes entrent dans le petit appartement, Enzo en tête. L'odeur de renfermé est épouvantable et des détritus jonchent le sol. L'ampoule cassée de l'entrée n'aide pas à voir où l'on met les pieds et les rideaux fermés et jaunis par la cigarette accentuent l'obscurité ambiante. De l'autre côté du petit couloir d'entrée se trouve la pièce principale. De nombreuses bouteilles d'alcool recouvrent la table, et les deux cendriers débordent de mégots en tous genres. De grosses traces de sang maculent le sol et les murs. Sur le canapé est assis un homme d'une cinquantaine d'années, vêtements sales et barbe d'une semaine. Devant lui est accroupi un autre homme du même âge et dans le même état, une main posée sur le haut de la cuisse du premier. Un troisième homme d'une quarantaine d'années est quant à lui de l'autre côté de la pièce, en train de fumer une cigarette. Les trois individus semblent fortement alcoolisés et nerveux.

— Monsieur, éteignez votre cigarette ! On a une bouteille d'oxygène avec nous et vous risquez de tous nous faire exploser ! lance le chef en direction du fumeur.

Enzo se met devant l'homme assis sur le canapé et entame la conversation.

— Que vous est-il arrivé ? On m'a parlé d'une blessure par arme blanche.

C'est l'homme qui a la main posée sur la cuisse du premier qui répond, avec une haleine suffisamment imprégnée d'alcool pour rendre positif l'alcotest de toutes les personnes présentes dans la pièce.

— On était allé acheter des clopes et un mec nous est tombé dessus. Il a mis un coup de lame à Polo et il s'est barré cet enfoiré ! J'appuie sur la blessure depuis tout à l'heure pour qu'il se vide pas de son sang. Vu le temps que vous avez mis à venir, je commençais à penser que je devrais l'emmener moi-même à l'hôpital !

— Je suis désolé monsieur, mais vous avez donné une mauvaise adresse quand vous avez appelé. On a perdu plus de dix minutes à se rendre sur la ville voisine.

— Bref, maintenant que vous êtes enfin là, faites votre boulot !

Enzo demande à Alexandre de mettre des gants et de se préparer à appuyer sur la blessure. Il demande ensuite à l'homme d'enlever sa main, afin de voir l'état de la cuisse de son ami. À peine a-t-il retiré sa main, qu'un jet de sang jaillit et monte jusqu'au plafond. Alexandre reprend immédiatement la compression, pendant que Sébastien prépare des compresses et des bandages. Les trois hommes ont l'habitude des blessures comme celle-ci et savent que l'artère fémorale est très grosse et saigne très vite. Enzo attrape donc sa radio pour faire appel à la police, afin qu'elle vienne rapidement faire ses constatations, et que le blessé puisse être emmené à l'hôpital. Il demande en même temps à ce que le SAMU vienne médicaliser l'intervention.

Cinq minutes plus tard, un équipage de la police nationale arrive sur les lieux et commence son enquête. Enzo fait rapidement le tour de l'appartement pour ouvrir les fenêtres et les volets, afin de faire rentrer la lumière et un peu d'air moins vicié. À son retour dans le living, il découvre avec étonnement que le blessé et ses deux amis ont été menottés par la police. Interloqué, Enzo demande à l'officier de la maréchaussée pourquoi il agit ainsi.

— Je ne comprends pas ! Ils m'ont indiqué qu'ils avaient été agressés dans la rue par une personne qu'ils ne connaissent pas. Je vous les laisse une minute et quand je reviens vous les avez menottés.

— C'est là qu'on voit que vous n'êtes pas policier.

— Je ne comprends pas, répète Enzo.

— Lorsque vous êtes rentré dans le hall de l'immeuble et que vous avez monté l'escalier, avez-vous vu du sang à terre ?

— Non, mais j'avoue que je n'ai pas vraiment fait attention, répond Enzo.

— Et bien le sol était propre, pas une goutte de sang, rien depuis le trottoir jusqu'à l'appartement. Cela veut dire que votre gars n'a pas été poignardé dehors, mais dans cette pièce. Il a très probablement été blessé par l'un des deux hommes qui se trouvent avec lui.

Quelques minutes plus tard, le SMUR arrive et ajoute ainsi quatre personnes de plus dans la petite pièce. Tous les membres de l'équipage font la même tête qu'Enzo un peu plus tôt. Le médecin interroge lui aussi le policier pour comprendre ce qu'il se passe. Ce dernier réitère l'explication qu'il vient de faire au chef des pompiers, et le médecin semble aussi étonné qu'Enzo.

Le blessé est médicalisé par le SMUR, mais une voiture de police suit l'ambulance jusqu'à l'hôpital. Un second véhicule de police emmène les deux autres hommes jusqu'au commissariat. Ce n'est que le lendemain que l'un deux avouera avoir poignardé son ami et essayé de camoufler son geste pour une histoire d'argent. Le dernier était tellement alcoolisé qu'il n'avait rien compris à la situation.

Enzo est un excellent pompier, mais ce n'est certainement pas un policier, et encore moins un enquêteur criminel, chacun son métier et chacun ses compétences. Il commence à comprendre que cette intervention, au départ banale, aurait pu très mal tourner. Si l'agresseur avait paniqué, ou si la victime avait parlé, les trois pompiers auraient pu être attaqués à leur tour. Enzo a déjà été confronté à des personnes armées de couteaux, de haches et même de pistolets, mais à chaque fois, il savait où il mettait les pieds. Cette fois, c'était différent. Il ne savait absolument pas qu'il y avait un danger pour lui et ses hommes, et n'a donc pris aucune précaution particulière pour la sécurité de tout le monde. Cela lui servira de leçon et d'expérience supplémentaire. Les prochaines interventions avec des personnes blessées par arme, il partira du principe que l'agresseur peut encore être sur les lieux.

13

Les chanceux fainéants

Hier encore, notre infirmier avait troqué ses petits sabots et sa blouse blanche contre de grosses bottes de feu et la tenue bleu foncé de pompier. Ce dimanche avait été fort en émotions et en prises de conscience. Comment notre chef d'agrès expérimenté n'avait-il pas compris que l'agresseur de sa victime se trouvait encore dans la pièce ? Il n'y avait de sang ni dans le hall de l'immeuble, ni dans l'escalier, ni sur le palier de la porte… Comment l'intervention se serait-elle terminée pour ses hommes et lui, si ce criminel avait décidé de les attaquer avant l'arrivée de la police ? Toutes ces interrogations hantent Enzo depuis la veille, mais elles ne devront pas interférer avec sa mission du jour au sein des soins intensifs.

En effet, les soins intensifs sont un service à part, avec ses règles et ses contraintes. La plupart des personnes n'ayant jamais travaillé dans ce milieu pensent qu'il renferme principalement des « chanceux fainéants ». En effet, la comparaison avec les autres services hospitaliers est facile. La différence la plus flagrante est celle de la quantité de personnel. Si on prend un service conventionnel comme la cardiologie, on peut se retrouver avec une quinzaine de patients par infirmière ; alors que le « chanceux fainéant » des soins intensifs n'aura à s'occuper que de quatre malades au maximum. Dans le service d'Enzo, plusieurs médecins sont présents en permanence, de jour comme de nuit, du lundi au dimanche. En cardiologie, l'infirmière se retrouve souvent à devoir prendre le téléphone pour savoir où se trouve LE médecin du service. Ce précieux médecin ne sera bien sûr pas présent la nuit et le week-end. Ce sera alors ceux des soins intensifs qui officieront à la place de leurs collègues de cardiologie. Les infirmières géreront seules les problèmes quotidiens n'entrainant pas de changement de thérapeutique, et elles ne contacteront les médecins des soins intensifs qu'en cas d'urgence vitale ou de problème grave et urgent.

Les locaux sont aussi bien différents. Alors qu'en cardiologie, on peut trouver de nombreuses chambres doubles et exiguës ; aux soins intensifs, la norme va aux chambres spacieuses à un lit. Dans les services dits conventionnels, on passe autant de temps à chercher un pied à perfusion ou un appareil à tension, qu'à s'occuper des patients. Les « chanceux fainéants » des soins intensifs, eux, disposent de tout sous la main. Chaque chambre renferme en effet, en théorie, la totalité du matériel nécessaire à la bonne prise en charge du patient.

Avec de telles injustices de moyens entre le parent pauvre de l'hôpital et les services dits « de pointe », on peut avoir du mal à comprendre pourquoi beaucoup d'infirmiers et d'aides-soignants fuient les services de soins intensifs. Comment le service d'Enzo, qui est à la pointe de la recherche, peut-il avoir autant de mal à recruter du personnel paramédical ? La question reste sans réponse…

En ce lundi, il y a de fortes chances pour que la charge de travail soit encore plus lourde que le reste de la semaine. L'équipe de garde du week-end a probablement laissé les décisions importantes aux collègues du lundi. Les médecins de garde de la nuit et du week-end viennent en effet principalement des services conventionnels les plus proches. Ils remplacent le personnel médical des soins intensifs pour que celui-ci puisse prendre du repos la nuit et certains week-ends. Ils ne gèrent donc que le quotidien et les urgences, mais ne prennent que rarement de décisions sur les projets thérapeutiques ou les sorties des patients. Cela entraîne donc un retard de plus de deux jours dans l'évolution des prises en charge. Un patient ne quittera les soins intensifs un samedi ou un dimanche que si la vacance de sa chambre est nécessaire pour l'accueil d'un nouveau malade urgent. Le lundi est donc le jour où il faut rattraper le retard et « faire de la place » dans les lits. Sur les vingt patients du service, on peut avoir la moitié ou les deux tiers qui sortent, et donc autant d'entrées potentielles.

À 13 h 50, Enzo commence à prendre les transmissions de sa collègue du matin, Viviane. Il apprend de l'infirmière alcoolique que ses quatre patients du jour vont quitter les soins intensifs. Trois doivent être transférés vers des services conventionnels, et un est attendu dans un autre hôpital. Parallèlement à cela, trois nouveaux patients sont déjà prévus sur le secteur d'Enzo. Deux arriveront des urgences, et un autre du bloc opératoire. Comme à son habitude, Viviane n'a rien avancé pour son collègue d'après-midi, et Enzo doit gérer de front les quatre sorties et les trois entrées.

À 14 heures, les transmissions ne sont pas encore terminées qu'un premier patient arrive du bloc opératoire. Normalement, les personnes travaillant au bloc sont censées contacter les soins intensifs avant de ramener le malade, afin de s'assurer de la disponibilité des chambres et du personnel. Malheureusement, et comme souvent, la consigne n'a pas été appliquée, et le patient se retrouve sans chambre pour l'accueillir. Comme les brancardiers ne sont pas disponibles, Enzo et Martine, l'aide-soignante, doivent abandonner leurs activités respectives pour assurer eux-mêmes le transfert du premier patient sortant vers le service de chirurgie, et ainsi libérer un lit.

— Tu vois Enzo, je t'avais dit de ne pas prendre la suite de Viviane et de te mettre sur un autre secteur ! Elle t'a encore mis dans la merde ! s'exclame Martine sur un ton désabusé.

— Je sais Martine, mais je voulais travailler sur le même secteur que toi. T'es pas contente d'être avec moi ? lui répond Enzo avec un sourire d'une oreille à l'autre.

Comme Viviane n'a rien organisé, Enzo doit s'occuper de préparer le dossier papier du patient sortant, pendant que

Martine rassemble ses affaires dispersées dans toute la chambre.

À 14 h 05, notre binôme fait de son mieux pour accélérer les choses, mais les regards et les soupirs du médecin et de l'infirmier accompagnant le patient entrant en disent long sur leur exaspération. Comme les cinq secteurs du service sont autant débordés que celui d'Enzo, l'aide ne peut pas venir des collègues. La journée promet d'être longue... Le lit et le patient représentent 300 kilos à emmener à l'autre bout de l'étage. À cela, il faut ajouter les seringues électriques, pompes volumétriques, bouteilles d'oxygène, scope et affaires personnelles du patient.

À 14 h 10, en arrivant dans le service de chirurgie, Enzo et Martine sont donc essoufflés et leur dos leur fait déjà mal, mais ils n'ont pas le temps de trainer. L'infirmier fait les transmissions à sa collègue qui va prendre en charge le patient, pendant que Martine commence à retirer tous les draps du lit pour gagner du temps.

À 14 h 15, sur le chemin du retour, nos deux compères mettent au point leur organisation pour le reste de la journée, afin de ne pas se laisser dépasser.

À 14 h 17, en arrivant aux soins intensifs, Enzo constate que son nouveau patient entrant, attend seul sur son lit, dans le couloir, sans aucune surveillance. Furieux, il voudrait aller faire part de sa colère à son cadre, mais il n'en a pas le temps. Il doit faire les transmissions informatiques du patient qu'il vient d'emmener en chirurgie, pendant que Martine se démène pour faire le nettoyage de la chambre. Au même moment, les brancardiers viennent chercher le deuxième patient à transférer vers d'autres services.

À 14 h 20, Enzo laisse donc ses transmissions de sortie du premier malade, pour aller s'occuper du départ du deuxième. Dossier médical donné au brancardiers, affaires personnelles rassemblées sur le lit, médicaments emballés et joints au dossier, à 14 h 25 le patient est prêt à partir. Une rapide poignée de main au malade, un sourire, un « au revoir monsieur », et il faut retourner aux transmissions de sortie du premier patient. Le malade arrivé du bloc quelques minutes plus tôt choisit ce moment pour faire un malaise et être pris d'une violente douleur. Enzo le rentre donc dans la chambre vide du deuxième patient sorti, alors que le ménage n'est pas encore terminé. L'homme de 75 ans qui se trouve dans le lit vient de se faire poser un défibrillateur implantable, et le pansement compressif commence à saigner. Un énorme hématome semble débuter autour du pansement. Enzo demande à Martine d'aller chercher Arthur, l'interne, pour qu'il vienne s'occuper du patient. En même temps, il installe le vieil homme et le branche aux nombreux dispositifs nécessaires à ses soins et à sa surveillance.

À 14 h 30, les constantes vitales sont bonnes, les deux perfusions fonctionnent et le patient est conscient ; il faut le laisser pour aller s'occuper des trois autres chambres. L'une est vide, et deux patients sont en attente de transfert.

À 14 h 45, Enzo est en train de faire les transmissions de sortie du deuxième patient emmené par les brancardiers, lorsque le SAMU débarque dans le service avec une femme faisant un œdème pulmonaire. Enzo n'a pas pris sa garde depuis une heure, et le sixième patient du secteur est déjà là ! Une fois de plus, il va falloir installer la malade dans une chambre où le ménage n'aura pas été fait. La femme de 60 ans a déjà été mise sous oxygène et perfusée par le SAMU, mais il faut maintenant la mettre sous respirateur et lui faire deux prises de sang en urgence.

À 14 h 50, pendant que Martine fait l'inventaire des affaires personnelles, Enzo part à l'autre bout du service pour chercher la VNI, la machine de Ventilation Non Invasive. Celle-ci évitera peut-être d'avoir à intuber la malade.

À 14 h 51, quand Enzo revient devant la chambre avec la machine, il constate que le personnel des urgences est déjà dans le couloir avec le premier des deux patients qu'ils doivent amener cet après-midi. Le problème est que les deux transferts sortants n'ont pas encore été faits, et qu'aucune chambre n'est disponible. Une fois de plus, le patient va devoir attendre dans le couloir qu'un autre malade libère une chambre. VNI installée, prise de sang faite et envoyée au laboratoire, patiente rassurée ; il faut maintenant s'occuper des deux personnes qui doivent être transférées.

Il est déjà 15 h 30, les brancardiers ont une heure et demie de retard et l'ambulance censée emmener le dernier patient n'est toujours pas là. Enzo prend le téléphone pour contacter la société de transport.

— Le véhicule est bloqué dans les embouteillages et ne sera pas là avant au moins une heure, lui indique la personne à l'autre bout du fil.

La situation devient vraiment chaotique et Enzo s'arrache les cheveux. Les alarmes des scopes et les sonnettes d'appel des patients font concurrence aux alarmes du respirateur et au téléphone qui sonne constamment : la tension ambiante ne fait qu'augmenter. Un visiteur attend au bureau d'accueil depuis de longues minutes et commence à s'impatienter.

À 15 h 40, faute de brancardier, Enzo et Martine doivent une fois de plus quitter le service pour emmener un de leur patient en cardiologie. La scène est la même qu'une heure et demie plus tôt ; l'infirmier et l'aide-soignante préparent le dossier médical, les affaires du patient, les médicaments, et emmènent près de 400 kilos jusqu'en cardiologie.

À 15 h 50, transmissions à la nouvelle infirmière qui va s'occuper du malade, et retour rapide vers les soins intensifs. Par chance, en revenant dans leur service, Enzo et Martine constatent avec joie que leurs collègues ont enfin eu le temps de venir leur donner un petit coup de main.

À 16 h 00, la chambre a été nettoyée, et ils sont en train d'y entrer le patient arrivé des urgences. Enzo abandonne donc Martine à la remise en état du lit et part immédiatement s'occuper de son nouveau malade. C'est à ce moment-là qu'Arthur arrive et lui demande de faire deux nouvelles prises de sang en urgence sur l'homme au défibrillateur et sur la femme faisant un œdème pulmonaire. Enzo n'ayant malheureusement pas le don d'ubiquité, il ne peut être dans trois chambres en même temps. Il décide donc de s'occuper prioritairement de son nouveau patient, avant de retourner voir les deux autres. L'homme de 35 ans est pâle et en sueur. Il a 7 de tension artérielle, 39,5 °C de température, il frissonne et a du mal à respirer. Il est agité, sa fréquence cardiaque s'emballe et ses lèvres bleues ne laissent aucun doute, il fait un choc septique. Il n'aurait jamais dû être laissé dans un couloir, et il faut maintenant faire vite.

À 16 h 05, pendant que Martine part chercher Arthur, Enzo pose une deuxième perfusion de gros calibre et réalise une prise de sang artériel avant l'arrivée de l'interne.

À 16 h 20, la quinzaine de tubes de sang est déjà sur le chariot de soins lorsqu'Arthur arrive et confirme le diagnostic de choc septique. Les différents médicaments sont ajoutés dans la perfusion, plusieurs examens sont en attente ; il est maintenant 16 h 30, et il est temps d'aller s'occuper des autres malades. Surveillance de l'hématome et prise de sang au premier patient, surveillance de la respiration et prise de sang à la deuxième, les soins s'enchainent et la fatigue commence à s'installer.

À 17 h 00, Enzo aimerait avoir le temps d'aller aux toilettes ou de boire un verre d'eau, mais les ambulanciers arrivent enfin pour emmener son dernier patient sortant. La pause se fera donc plus tard, car il faut libérer rapidement la chambre, avant que les urgences ne ramènent leur deuxième patient du jour. Enzo aide les ambulanciers à installer le malade sur leur brancard, après leur avoir remis le dossier médical et les dernières consignes. Un « au revoir » rapide au malade et Enzo part voir Martine pour l'informer que la chambre est vide et qu'un autre patient doit bientôt arriver. Pour la première fois de la journée, les aides-soignants ont le temps de remettre la chambre en état, et la société de ménage peut donc nettoyer le sol, avant que la patiente suivante n'arrive.

Il est 17 h 30, et cette fois-ci, ils accueillent une jeune femme de 30 ans qui a fait une syncope alors qu'elle était au travail. Elle est parfaitement consciente et ne semble pas aller trop mal à son arrivée. Arthur interpelle Enzo à sa sortie de la chambre, pour lui demander de préparer en urgence la patiente avec l'œdème pulmonaire. Il faut l'emmener tout de suite au bloc, car elle fait un infarctus du myocarde. Une fois de plus, Enzo doit abandonner ses tâches en cours, et gérer une urgence imprévue. Il laisse donc sa préparation des médicaments du soir et part chercher les documents à donner à la patiente, pour qu'elle les lise et les signe.

À 17 h 45, en revenant dans la chambre, il est étonné de voir que Martine n'a pas encore commencé à laver et raser la patiente, et est en grande discussion avec elle.

— Écoutez mademoiselle, je ne vous dis pas que je n'ai pas besoin de cette intervention, mais je veux pouvoir en discuter avec le médecin avant.

— Madame, c'est le médecin qui nous demande de vous préparer, répond Martine. Le bloc vous attend et doit vous prendre en charge en urgence. Vous devez me laisser vous dépiler et vous laver.

— Vous ne me toucherez pas tant que je n'aurai pas vu le médecin. Je suis arrivée ici pour un problème de respiration, et maintenant, vous voulez intervenir sur mon cœur !

— Laisse tomber Martine, je vais voir avec Arthur ! lance Enzo à son aide-soignante en entrant dans la chambre.

Madame, ne vous inquiétez pas, je vais demander au médecin de venir vous voir. Je vais d'abord vous donner toutes les informations pour que vous puissiez commencer à réfléchir, ajoute l'infirmier en souriant pour cacher son dépit.

Enzo a l'habitude de ce genre de discussion avec les patients. Un des plus gros problèmes à l'hôpital, c'est le manque de communication entre les médecins, les soignants et les patients. Pour cette dame, l'interne a diagnostiqué un infarctus du myocarde et estime qu'elle doit immédiatement subir une coronarographie, et probablement une angioplastie coronaire. Cela veut dire qu'une ou plusieurs des artères couvrant la surface du cœur et permettant de le vasculariser sont totalement ou partiellement bouchées. C'est une urgence vitale immédiate et il faut absolument que la patiente passe tout de suite au bloc. Le souci est que l'interne qui a fait le diagnostic et pris les décisions thérapeutiques n'en a jamais discuté avec la pauvre femme effrayée ! C'est maintenant à Enzo, le petit infirmier, de rassurer la patiente et de lui expliquer pourquoi et comment elle va être soignée. Il n'a pas les mêmes connaissances que le médecin, et pourtant, c'est à lui que revient la lourde tâche de donner à la patiente l'ensemble des informations dont elle a besoin pour prendre sa décision. Il faut lui expliquer que les risques liés à l'intervention sont bien réels, mais que les risques de ne pas la faire sont encore plus importants.

À 18 h 00, après dix bonnes minutes de dialogue avec la malade, celle-ci veut toujours voir le médecin avant de prendre sa décision. Enzo part alors à l'autre bout du service, pour chercher Arthur, qui est en pleine discussion avec son co-interne. Une fois de plus, l'infirmier doit négocier avec Arthur pour qu'il accepte d'aller voir la patiente et passe plus d'une minute avec elle. Chaque minute passée à attendre représente des pertes de chances pour un traitement efficace de l'infarctus qui continue de progresser...

Près de trois quarts d'heure après qu'Arthur ait demandé à préparer la dame, celle-ci est enfin prête à partir au bloc. Malheureusement, il est 18 h 15 et Enzo va devoir accompagner sa patiente pendant toute la procédure. En effet, le bloc n'est ouvert qu'en journée et en semaine. Le soir, la nuit et le weekend, le personnel soignant habituel n'est pas là, et c'est aux infirmiers des soins intensifs de les remplacer en plus de leur propre charge de travail. Enzo déteste ces moments, car il n'a jamais été formé pour travailler au bloc.

À 18 h 20, lorsqu'il arrive dans la grande salle lumineuse, le cardiologue interventionnel est déjà là, en train de se préparer. Comble de malchance, le manipulateur radio d'astreinte est, lui, toujours sur la route. C'est-à-dire que la personne qui doit assister le médecin durant l'intervention ne pourra pas remplir sa tâche, au moins pour le moment. Enzo et Martine transfèrent donc la patiente de son lit de soins intensifs vers la table du bloc. Il faut maintenant repérer où se trouve l'ensemble du matériel et comprendre son fonctionnement. Le cardiologue-interventionnel est déjà en train de demander des choses, alors qu'Enzo n'a même pas pu revêtir le tablier de plomb sensé le protéger des rayons nocifs.

À 18 h 35, après 15 minutes d'angoisse pour Enzo, le manipulateur radio arrive enfin, et relaie l'infirmier sur les tâches qu'il ne connaît pas.

À 20 h 00, après encore 90 minutes de stress, l'intervention se termine enfin avec succès, et Enzo peut avec soulagement réinstaller sa patiente dans son lit. Sur le trajet retour vers les soins intensifs, la patiente, fatiguée mais soulagée, remercie Enzo à de nombreuses reprises pour ses bons soins et ses conseils éclairés.

Il est plus de 20 h 10 lorsque patiente et infirmier sont enfin de retour dans leur service. Enzo a plus de deux heures de retard dans l'exécution des soins aux patients, qui ont déjà pris leur dîner sans leurs médicaments. Il est maintenant temps pour l'infirmier d'accorder un peu de sa présence aux malades, et d'arrêter de remplacer les brancardiers, les médecins, les manipulateurs radio, les secrétaires et les cadres.

À 20 h 15, Enzo n'a pas encore pu s'asseoir devant l'ordinateur, que Joël lui indique qu'il a reçu un appel du laboratoire. Un tube de sang serait soi-disant coagulé et il va falloir reprélever le patient. Le téléphone sonne lui aussi et Enzo décroche. C'est le service de radiologie qui appelle pour demander à ce que le patient qui fait un choc septique soit amené tout de suite pour la réalisation d'un scanner. L'infirmier, qui n'a toujours pas le don d'ubiquité, ne peut pas se dédoubler. Il doit donc faire des choix et prioriser certains actes par rapport à d'autres. Ses collègues sont eux aussi tous débordés ; il ne peut compter que sur lui-même.

À 20 h 20, il commence donc par descendre le patient au scanner, puis remonte pour voir les trois autres à 20 h 35, leur donne leurs médicaments, vérifie leurs constantes vitales, refait la prise de sang, et enfin, à 21 h 05, redescend au scanner récupérer le premier patient. Lorsqu'Enzo peut enfin lever le nez, il constate que l'infirmière qui doit reprendre son secteur après lui est déjà arrivée. Il est 21 h 15, et Enzo n'a toujours pas rattrapé ses deux heures de retard, ni été aux toilettes, ni pris son verre d'eau, ni encore moins déjeuné.

Il est 22 h 00 lorsqu'Enzo termine ses transmissions orales avec l'infirmière de nuit. Il lui reste encore à rédiger ses transmissions écrites sur l'ordinateur, et à faire le plein de tous les chariots de soins.

À 23 h 00, lorsque notre « chanceux fainéant » peut enfin quitter le service avec une heure et demie de retard, il lui reste encore à aller au vestiaire pour remettre ses vêtements civils, descendre au parking pour récupérer sa voiture, et faire les 40 kilomètres pour rentrer à la maison.

14

Des gens comme les autres

— Merde, fait chier, y en a marre ! peste Enzo dans sa voiture.

En arrivant dans le parking de l'hôpital, il fait un tour rapide des allées et constate que, comme d'habitude, plus aucune place n'est disponible. Il va encore devoir laisser sa voiture dans une allée, espérer que le service de sécurité ne la fera pas enlever et que les gens ne l'abîmeront pas volontairement. Il y a plusieurs milliers de personnes qui travaillent dans ce grand hôpital, mais seulement quelques centaines de places sont disponibles pour garer les voitures du personnel. Dans ce cas, comment comprendre que tant de places de parking soient louées au bénéfice de la grande entreprise privée se trouvant de l'autre côté de la rue ? Comment accepter que les critères d'attribution des places ne soient pas liés à la distance des domiciles des personnels, mais à leur fonction et leur place au sein de l'hôpital ? Si on prend un membre de la direction, un médecin, ou un cadre habitant juste à côté de l'hôpital, il aura sans aucune difficulté une place pour garer son véhicule. Si on prend une infirmière ou une aide-soignante habitant à plusieurs dizaines de kilomètres, aucune place de parking ne sera disponible, et l'éventuelle place en crèche se trouvera dans un autre hôpital, parce qu'elles ne sont pas prioritaires... Oui, Enzo peut entrer dans le parking avec sa voiture, mais c'est grâce à un coup de chance ! Lorsqu'il est venu à l'hôpital la première fois, il y a des années, il avait fait le trajet à moto. Pensant que l'infirmier n'encombrerait pas le parking avec son deux-roues, le service de sécurité avait activé son badge, afin qu'il puisse se garer dans le parking souterrain. Les mois et les années passant, la voiture a petit à petit remplacé la moto, mais les gardiens n'ont rien vu et n'ont pas désactivé le badge d'Enzo.

Aujourd'hui, en arrivant dans son service, Enzo constate une fois de plus les inégalités flagrantes entre le personnel médical et le personnel paramédical. Dans la salle de staff, externes, internes et chefs de clinique profitent des largesses des laboratoires pharmaceutiques prêts à vendre leur âme pour écouler leurs traitements. Les victuailles sont à la hauteur des volumes de médicaments prescrits par les médecins. Les plateaux des meilleurs traiteurs recouvrent les tables autour desquelles les invités sont censés se former sur les nouveaux médicaments. En arrivant dans la salle de détente du personnel, Enzo ouvre le réfrigérateur et y trouve les boîtes encore pleines des collations abandonnées par les soignants de la veille. Comme le personnel paramédical n'a pas le droit de quitter le service pour prendre son repas, ces

« collations » sont fournies aux personnes travaillant le soir ou la nuit. Les collègues travaillant le matin doivent, eux, apporter leur « gamelle » ainsi que l'espoir d'avoir le temps d'y toucher. Les abominations trouvées dans les boîtes fournies par l'hôpital ne sont que très rarement consommées. Trop de soignants sont tombés malades en mangeant les préparations du traiteur de l'hôpital. Même les bouteilles d'eau destinées aux patients n'ont pas été livrées, comme souvent…

— Coucou Martine ! Tu vas bien ? demande Enzo à son aide-soignante préférée en lui faisant la bise.

— Ça va super bien ! Et toi mon Zozo ? réplique Martine affectueusement.

Enzo signe le cahier de présence en espérant que la journée sera meilleure que la veille et qu'il n'aura pas besoin de retourner au bloc comme hier. Aujourd'hui, il va encadrer Marion, une nouvelle étudiante infirmière de fin de troisième année. Cela sera peut-être l'occasion pour Enzo d'apprendre de nouvelles choses. Il aime beaucoup l'encadrement, qui lui permet autant de s'améliorer auprès des étudiants, que de leur transmettre ses propres connaissances. Marion, qui a l'âge d'être la fille d'Enzo, peut apporter une vision nouvelle des soins. Elle pourrait aussi être l'infirmière qui s'occupera de lui lorsqu'il sera vieux. Sa formation est la base de son métier, et doit être menée avec le plus grand sérieux. Enzo pense donc qu'il est préférable de passer du temps à former les nouvelles, plutôt que de le passer à critiquer l'incompétence de certaines jeunes diplômées, comme le font nombre de ses collègues. *J'espère qu'elle sera moins en dilettante que celle d'avant et qu'elle aura envie d'apprendre des choses !* se dit l'infirmier.

Sur les quatre chambres du secteur, deux sont déjà occupées par des patients arrivés le jour précédent ; l'homme de 75 ans présentant un hématome à la suite de la pose d'un défibrillateur est passé en cardiologie ; la jeune femme ayant fait une syncope est retournée chez elle. Seule la patiente qu'Enzo avait accompagné la veille au bloc et le jeune homme avec son choc septique sont toujours là.

Sur le tableau des entrants, deux patients sont déjà inscrits sur le secteur d'Enzo. Les deux vont arriver du bloc à la suite d'une intervention, mais ils n'auront pas été opérés par le même médecin. Enzo explique donc à Marion les probables différences entre les deux prises en charges, dues aux différences entre les deux praticiens.

— Tu vas voir Marion, on va devoir adapter notre prise en charge davantage par rapport au médecin que par rapport à l'intervention ou aux traitements.

— Je ne comprends pas. Les deux patients n'ont-ils pas la même intervention ? répond la jeune femme interloquée.

— Tu vas vite comprendre… chuchote l'infirmier d'un air narquois.

Le Dr Menard est un médecin extrêmement compétent et très estimé du personnel soignant. Ses interventions se passent la plupart du temps très bien, et peu de complications touchent ses patients. En revanche, il n'est pas apprécié des hautes sphères, car il est abordable et en effet proche du personnel soignant. C'est lui qui doit opérer le premier patient attendu par Enzo et Marion. Le Pr

Griffon est lui un médecin très apprécié des médias et de ses supérieurs, car il est l'incarnation de l'image du médecin « à l'ancienne ». Il pense tout savoir, le fait bien comprendre à tout le monde, et considère les soignants, comme des petites mains, tout juste bons à vider les pots à urine. Pourtant, ses interventions se passent souvent mal, et les complications qui touchent ses patients sont redoutées par les infirmiers et les aides-soignants.

La journée commence, comme d'habitude, par le tour des patients du secteur. Enzo rentre dans la chambre de la patiente avec l'œdème pulmonaire, suivi de Marion, et constate avec joie que son état s'est considérablement amélioré. L'intervention de la veille a été bénéfique, et elle ne devrait pas avoir de séquelles. Sa prise de sang est satisfaisante, ses constantes vitales sont bonnes, et le moral est au beau fixe.

— Je suis content madame, vous avez bien fait d'accepter l'intervention d'hier soir ! lance Enzo en direction de sa patiente.

— Je suis d'accord avec vous. Merci encore pour vos conseils, lui répond la femme installée dans son énorme fauteuil d'hôpital.

Une rapide vérification de la perfusion et du pansement, et notre duo ressort de la chambre pour se rendre auprès du voisin. Chez le jeune homme de 35 ans, l'infection est toujours là, mais l'état de choc est passé. Grâce aux antibiotiques, la température est revenue à la normale, et le reste des paramètres vitaux se sont stabilisés. Quelques jours supplémentaires de surveillance, et le patient pourra être transféré dans un service conventionnel.

— Vous nous avez fait peur hier ! Vous étiez dans un sale état en arrivant ! dit Enzo à l'homme en train de faire des mots croisés.

— Oui, moi aussi je me suis fait peur ! On m'a dit que je devrais quitter votre service dans quelques jours ?

— Oui, pour le moment, c'est ce que l'on espère… Je repasse vous voir tout à l'heure.

Comme pour la voisine, une rapide vérification de la perfusion et de la concordance des médicaments qu'elle contient avec la prescription médicale, et Enzo peut ressortir de la chambre, accompagné de son étudiante.

— Tu vois Marion, aujourd'hui c'est calme, et les gens vont encore dire qu'aux soins intensifs on ne travaille jamais. Mais méfies-toi, ce peut être le calme avant la tempête, et tu dois être prête à tout. L'état d'un patient peut rapidement s'aggraver dans une de tes chambres, ou chez un de tes collègues. Le SAMU ou les urgences peuvent nous amener un patient gravissime qui nous prendra tout notre temps.

— D'accord, mais comment fais-tu pour te préparer à cela ? demande Marion.

— Tu dois faire tout ce que tu peux sans attendre, et prendre de l'avance sur ton travail. Fais-en sorte que tout le matériel soit opérationnel, et ne laisse pas traîner les choses que tu peux avancer. La clé de la réussite, c'est l'organisation et l'anticipation.

Alors qu'Enzo et Marion sont en grande discussion, le premier patient du bloc arrive avec le médecin et l'infirmier qui se sont occupés de lui en salle de réveil. L'intervention sur ses valves cardiaques s'est très bien passée, et le réveil a été rapide. Les complications sont toujours possibles, mais le médecin est confiant et le patient est ravi. Enzo explique à son étudiante pourquoi et comment l'intervention a été réalisée, et les problèmes pouvant survenir. Marion est très attentive et pose des questions pertinentes, qui rassurent Enzo sur son état d'esprit et son envie d'apprendre.

Comme l'après-midi est calme, l'infirmier en profite pour passer plus de temps sur la formation de Marion. Ils revoient tous les deux les différents aspects de la prise en charge des patients : la physiologie, l'anatomopathologie, la pharmacologie, les protocoles de soins, les différents matériels… L'apprentissage se fait dans la bonne humeur et le duo enseignant-étudiant a même le temps de prendre dix minutes pour avaler un café en salle de pause.

Vers 17 heures, arrive le deuxième patient du bloc, celui du Pr Griffon. Il a subi la même intervention sur ses valves cardiaques, mais comme Enzo le craignait, le résultat n'est pas vraiment le même. À son arrivée, il est très mal réveillé, et les nausées l'empêchent de lâcher la bassine qu'il a sous le menton. La douleur est insupportable et s'étend de sa poitrine jusqu'à un énorme hématome se trouvant sur sa hanche. Un pansement compressif limite pour le moment l'évolution du saignement, mais l'expérience d'Enzo lui impose de rester prudent. Les transmissions du Pr Griffon à Arthur sont pour le moins scandaleuses.

— Alors monsieur Griffon, comment s'est passée l'intervention ?

— Tout va bien, la nouvelle valve cardiaque est en place et a l'air de fonctionner, je lui ai juste un peu disséqué l'iliaque, répond le Pr Griffon avec un petit sourire.

Et là-dessus, le professeur et l'interne s'en vont chacun de leur côté, sans faire aucune transmission à Enzo. Les deux artères iliaques se trouvent à peu près au niveau des hanches et transportent tout le sang allant dans les jambes. Si le Pr Griffon a disséqué une de ces deux artères, le risque est très important qu'une hémorragie gravissime se produise ! Heureusement, Enzo a l'habitude de prendre en charge les patients du Pr Griffon ; il a donc écouté de loin ses transmissions avec l'interne. L'infirmier explique alors à Marion la situation et les risques potentiels. Il la charge de surveiller le patient « comme le lait sur le feu » et de le prévenir de toute modification de son état.

Maintenant que le secteur est complet, il est temps de faire le plein de matériel et de préparer les traitements du dîner. Enzo recharge et nettoie l'ensemble des chariots de soins, pendant que Marion se penche sur les prescriptions médicales du soir. De nombreux médicaments sont à donner, mais aucun autre soin particulier n'est prévu. L'infirmier contrôle le travail de son étudiante sur les médicaments et récupère avec elle les précieux comprimés dans l'armoire informatisée.

— Prends toujours le temps de vérifier l'intégrité des emballages et les dates de péremption, dit calmement Enzo à son étudiante. Revérifie aussi toujours dans la chambre du patient la concordance entre ce que tu lui donnes et ce qui est prescrit. Si tu as le moindre doute, tu me demandes.

Se doutant du temps qu'il risque d'avoir à passer auprès du dernier patient arrivé, il commence le tour de son secteur par les autres malades, moins chronophages. La patiente avec l'œdème pulmonaire va de mieux en mieux, et Enzo se contente de contrôler ses paramètres vitaux et de lui donner ses médicaments. Les antibiotiques du jeune voisin semblent eux aussi efficaces, alors Marion et son enseignant passent relativement peu de temps dans la chambre. Le patient arrivé à la suite de son intervention par le Dr Menard est déjà en train de prendre son dîner, et semble aller très bien. Il n'a pas de douleur, ses paramètres vitaux sont excellents, et son pansement compressif est immaculé et sans trace d'hématome. Il a même eu le temps de téléphoner à sa femme pour la rassurer.

En rentrant dans la dernière chambre, Enzo a un mauvais pressentiment ; son instinct lui fait craindre de lourdes complications pour son patient. Celui-ci, opéré par le Pr Griffon, dont les transmissions ne laissaient présager rien de bon, n'est pas en train de prendre son dîner. Il est recroquevillé au fond de son lit, pâle, et une douleur commence à le prendre au niveau de la hanche gauche, celle où l'artère iliaque a été disséquée. Il n'y a pas de traces de sang sur le pansement, mais Enzo sent que les problèmes commencent.

— Marion, va chercher l'interne de garde ! Dis-lui de se dépêcher ! Demande aussi à Martine de venir !

C'est Lukas qui a pris la suite d'Arthur pour la soirée et la nuit. Il arrive rapidement dans la chambre et commence à ausculter le patient qui a de plus en plus mal. L'interne fait une rapide échographie de la jambe et celle-ci confirme que la dissection s'est étendue et que le patient va devoir retourner au bloc aujourd'hui pour poser une prothèse vasculaire.

Une prise de sang en urgence, un rapide coup de téléphone au chirurgien puis à l'anesthésiste ; la prise en charge de Lukas est rapide et efficace. En moins de quinze minutes, le patient est prêt à partir se faire opérer. Cinq minutes plus tard, les brancardiers du bloc de chirurgie vasculaire sont là et l'emmènent. La suite dépend maintenant du chirurgien, car Enzo n'a pas à aller dépanner dans ce bloc-là.

— Tu comprends mieux ce que je te disais tout à l'heure ? Ne te fie pas seulement à une pathologie ou une intervention, apprends aussi à bien connaître les médecins avec lesquels tu travailles, explique Enzo à son étudiante un peu déboussolée.

À 21 heures, lorsque le patient revient du bloc, il est épuisé, mais il est sauvé et sa jambe aussi. Enzo et Marion ont réussi à prendre en charge tous leurs patients, et à leur donner le maximum de chance de guérison. L'étudiante aura appris quelque chose de très important pour son premier jour : les médecins et les autres soignants sont des gens comme les autres et ils peuvent commettre des erreurs. La grosse différence aux soins intensifs, c'est que les erreurs peuvent entrainer la mort des patients plus rapidement qu'ailleurs. L'infirmier est le dernier rempart entre la vie et la mort. Avec l'assistance de son aide-soignant, l'infirmier doit connaître les médecins avec lesquels il travaille, et repérer les éventuelles erreurs de ceux-ci. Certains médecins sont exceptionnels, d'autres sont dangereux, comme dans toutes les professions, et c'est à Enzo de faire en sorte que cela n'interfère pas avec la bonne prise en charge des patients.

Ce soir, dans son lit, en s'endormant, Enzo est fier de la façon dont il a pris en charge ses patients. Il prie pour ne jamais faire de graves erreurs qui pourraient entrainer le décès d'un de ses malades…

15

Les risques du métier

En cette belle matinée de juin, le bruit du vent dans les arbres et des oiseaux qui chantent sont un vrai plaisir. Même les motards fous, les « donneurs d'organes » comme les appelle Enzo, ont apparemment décidé de ne pas traverser le hameau à plus de 150 km/h. Les tondeuses, elles aussi, n'ont pas encore commencé à rompre la quiétude du moment. Seule la petite hirondelle perchée sur le pommier du jardin a décidé de faire profiter tout le monde de son merveilleux chant. Ludivine s'affaire dans le garage pour lancer sa première des trois lessives du week-end. Ses filles ont encore passé la semaine à changer de vêtement plusieurs fois par jour, et maintenant le panier de linge déborde d'une montagne de robes et chemisiers en tous genres. Lave-linge et sèche-linge vont probablement fonctionner toute la journée, comme d'habitude… Enzo est lui aussi dans le garage, mais il est habillé en blanc, avec des sabots aux pieds. On pourrait penser qu'il est au travail, mais non, il a revêtu une blouse de peintre, pour remettre un coup de jeune aux vieux volets de la maison. Armé de papier de verre et de quelques pinceaux, le papa bricoleur met toute son énergie pour rénover et repeindre les lourds panneaux de bois.

Sparky, tranquillement allongé sur le sol du garage, est en train de ronger un énorme fémur de bœuf qu'Enzo vient de lui donner. Son contentement peut s'évaluer à la rapidité du mouvement de va-et-vient que fait sa queue. Il semble être dans une bonne journée et ses rhumatismes n'ont pas l'air de trop le déranger.

Lilou arrive à son tour dans le garage et se plante à côté de son père sans rien dire.

— Tu veux quelque chose ma princesse ? demande Enzo derrière son masque bleu et ses grosses lunettes de protection.

— Euh, est-ce que je peux aller jouer dans le jardin avec Charlotte ? demande la petite fille hésitante.

— Ta chambre est-elle rangée et tes devoirs de la semaine sont-ils faits ?

Lilou, du haut de ses 11 ans, termine le CM2. Les choses sérieuses vont commencer et la petite fille, qui veut devenir vétérinaire, a tout le poids des attentes de son père sur le dos. C'est une demoiselle extrêmement intelligente et fûtée, alors ses résultats scolaires font le bonheur et la fierté de ses parents. Elle a beaucoup de facilités, mais elle n'aime pas travailler ses devoirs à la maison, probablement comme tous les enfants... Enzo doit constamment se battre avec elle pour qu'elle fasse les exercices demandés par la maîtresse, surtout en cette fin d'année scolaire, où les pensées vont plutôt vers les vacances. Lilou sait que son père ne la lâchera pas et qu'elle va devoir user de toute son ingéniosité pour pouvoir aller jouer dehors avec sa sœur.

— J'ai rangé ma chambre et j'ai aidé Charlotte à ranger la sienne. Tu peux venir vérifier, rien ne traîne, et j'ai même fait mon lit.

— Parfait, répond Enzo. Et pour ce qui est des devoirs ?

— J'ai fait tous mes devoirs pour lundi, et maman a déjà corrigé.

— On s'était mis d'accord, tu dois faire tous tes devoirs de la semaine, dès que tu les as, et tu ne dois pas attendre la veille pour t'y mettre ! Tu peux jouer avec ta sœur jusqu'au déjeuner, mais cet après-midi, tu finiras tes devoirs.

— D'accord papa, merci papa, dit la petite fille, les épaules basses et l'air déçu.

Là-dessus, Lilou quitte le garage et appelle sa sœur en criant comme si elle était à l'autre bout du hameau. Enzo est dur avec ses filles, mais il ne veut pas qu'elles gâchent leurs chances. Il veut leur donner la possibilité de réussir dans la vie, plus que lui et Ludivine n'ont pu le faire.

Aujourd'hui, pas de barbecue ni de piscine pour Enzo. Il aimerait bien profiter de ce magnifique week-end en famille, mais il doit manger vite pour aller prendre sa garde volontaire au centre de secours. L'heure tourne et personne ne s'est encore penché sur la question du repas. Enzo arrête donc ses activités de menuisier, et enfile une tenue plus conventionnelle. Un coup d'œil dans le congélateur, rien de palpitant. Un autre coup d'œil dans le réfrigérateur, même constat. Ce seront donc des steaks avec des frites maison.

Pendant le déjeuner sur la terrasse, à l'ombre du parasol, la petite famille discute de tout et de rien. Les parents parlent travail et organisation des prochaines vacances, pendant que Charlotte et Lilou se chamaillent pour savoir qui a la chambre le moins en désordre. Une famille comme les autres, où les petits tracas du quotidien sont considérés comme des défis insurmontables, jusqu'au jour où le vrai drame survient et oblige à relativiser les choses…

Après un repas sur le pouce et un café tout aussi rapide, Enzo s'engouffre dans sa voiture et fait route vers le CS. Au carrefour qui se trouve au bout de la rue, après avoir regardé trois ou quatre fois à gauche et à droite, le pompier commence à s'engager doucement, lorsqu'un bruit familier lui fait changer son pied de pédale et arrêter net la voiture. Un motard, sorti de nulle part, roule tellement vite qu'Enzo n'a même pas le temps de reconnaître le modèle du bolide. Lorsque la voiture peut enfin s'engager sur la départementale, le fou du guidon est déjà à plusieurs centaines de mètres.

Quel taré ! On se reverra un jour dans le camion et tu feras moins le malin ! songe Enzo en repensant à tous les motards qu'il a récupérés, parfois dans des états catastrophiques.

En arrivant au CS, les collègues sont toujours en train de plaisanter autour d'un barbecue dans la cour intérieure de la caserne. Pas d'alcool en vue, mais des montagnes de viande attendent d'être grillées sur le charbon. Alexandre et Sébastien sont déjà là, et profitent du moment avec les autres. Les camions rouges sont rutilants et le VSAV d'Enzo attend sagement dans le garage qu'un appel tombe au 18. Le

FPTSR est lui aussi garé à quelques mètres, opérationnel, au cas où un accident surviendrait sur une des nombreuses routes du secteur. Mais aujourd'hui, pas de FPTSR pour Enzo ; c'est bien dans le VSAV qu'il va passer le reste de la journée avec ses deux complices.

— Bonjour chef ! Tu vas bien ? demande Alexandre.

— Je serais bien resté à faire la bronzette dans mon jardin ! répond Enzo en rigolant.

— Dis donc Enzo, tu veux qu'on t'installe un transat dans la cour du CS, histoire de poser tes vieux os ? reprend Sébastien d'un air goguenard.

Lorsque le buzzer sonne enfin, c'est pour ordonner le départ de l'engin de secours routier. Enzo peut donc continuer sa partie de cartes et ronger son frein, en attendant l'appel qui le concernera. Par chance, vingt minutes plus tard, le fameux appel est reçu au centre de régulation du service départemental d'incendie et de secours. Le VSAV est requis en renfort du FPTSR, sur un accident impliquant de nombreuses victimes. Les cartes sont jetées sur la table basse, et les trois pompiers courent vers leur engin.

— Ça sent l'inter' intéressante ! dit Sébastien en montant dans le camion.

— Dis chef, tu paries sur combien de victimes ? Blessés légers ou blessés graves ?

— On verra bien, répond Enzo concentré. Soyez prêts à tout et ne vous éparpillez pas. Souvenez-vous, oublier la sécurité c'est radical, comme le collier cervical !

Enzo est comme tous les pompiers, il préfère les interventions qui bougent bien, mais il se méfie toujours des gros accidents sur voie publique car c'est là que les hommes ont tendance à oublier la sécurité. En arrivant sur les lieux de l'accident, il comprend instantanément que ce ne sera pas l'intervention de l'année. Un bus a dû mettre en œuvre toute l'efficacité de ses freins pour éviter un jeune garçon qui traversait la rue sans regarder. Résultat, les passagers qui se trouvaient debout et ne se tenaient qu'à la longue barre de métal ont traversé le véhicule et se sont retrouvés projetés vers l'avant, les quatre fers en l'air. Quelques égratignures, un bras cassé et plusieurs personnes choquées composent les victimes. Une fin heureuse pour tout le monde, mais pas une intervention passionnante pour les trois pompiers.

— Les gars, vous oubliez pas casques et chasubles, et vous regardez où vous mettez les pieds, lance Enzo à ses hommes. Si tout se passe bien, on pourra rapidement retourner au CS pour taper le carton !

La police n'est pas encore arrivée, et c'est donc l'équipage du premier engin sur place qui s'est occupé du balisage de la zone d'accident. Pendant que deux pompiers aident une passagère à descendre du bus, Alexandre est en train de repositionner plusieurs cônes de Lübeck déplacés par des voitures un peu trop proches. À ce moment-là, un gros 4 x 4 bloqué dans l'embouteillage causé par l'accident sort de sa voie et se dirige vers Alexandre. Il roule sur les premiers cônes...

— Alexandre ! Attention ! La voiture ! hurle Enzo impuissant.

Le jeune pompier n'a que le temps de se jeter en arrière pour ne pas se faire écraser. Enzo attrape la bouteille d'oxygène posée à côté du bus et se jette devant le véhicule fou. Il lève la bouteille et fait mine de la jeter sur le 4 x 4. L'énorme voiture s'arrête à quelques centimètres du pompier, et le conducteur sort de celui-ci en criant sur Enzo. Il a à peine le temps de commencer à menacer le pompier, que deux policiers arrivent en courant et prennent la situation en main de manière très musclée. Le chef d'agrès court vers Alexandre pour s'enquérir de son état.

— Tu vas bien ? T'as rien ? Putain ce con, il m'a foutu la trouille de ma vie ! dit Enzo dont l'adrénaline a accéléré la vitesse de son cœur de manière incontrôlée.

— Ça va chef, mais c'est pas passé loin ! Il est taré ce mec !

Après avoir déposé leur victime à l'hôpital, les trois pompiers prennent le chemin du retour vers le CS. Alors qu'ils allaient rentrer dans le garage, la radio sonne, et une nouvelle intervention tombe. Cette fois, c'est pour une personne malade à domicile. Moins de cinq minutes de route plus tard, le camion se présente devant un petit immeuble du centre-ville. Enzo en tête, les trois pompiers se dirigent vers le hall d'entrée. À leur arrivée, une vieille dame sort avec son caddie et leur ouvre la porte. Enzo n'a donc pas besoin d'utiliser l'interphone pour pouvoir rentrer, et va ainsi gagner du temps. C'est en arrivant devant la porte de l'appartement que les choses se compliquent ; personne ne répond lorsqu'Enzo frappe et crie en demandant qu'on lui ouvre. Si cela continue, il faudra ouvrir la porte par la force !

— C'est les pompiers ! Ouvrez ou on va devoir enfoncer la porte ! crie le chef d'agrès.

— Attendez, attendez, j'arrive ! s'exclame un homme avec un trousseau de clés à l'autre bout du couloir.

Alerté par le bruit, le gardien de l'immeuble est sorti de chez lui et propose à Enzo de lui ouvrir la porte avec la clé que le locataire lui a laissée. Le chef d'agrès accepte avec joie et laisse le gardien lui éviter de défoncer cette pauvre porte.

— C'est les pompiers ! Y'a quelqu'un ?
— Chef, tu sens ? demande Sébastien en humant l'air.

En entrant dans l'appartement, les trois pompiers sentent immédiatement une forte odeur de gaz qui leur laisse craindre le pire. Sébastien et Alexandre ouvrent toutes les fenêtres, pendant qu'Enzo fait le tour des pièces. Il trouve un homme d'une soixantaine d'années, inconscient dans la cuisine. Alexandre prépare l'oxygène, pendant qu'Enzo stimule le vieil homme pour lui faire reprendre conscience. Après quelques secondes interminables, il revient enfin à lui et commence à expliquer ce qui s'est passé.

— J'ai perdu ma femme la semaine dernière et j'en ai marre de la vie. Je veux aller la retrouver, laissez-moi !

Il a appelé les pompiers en simulant un malaise, a ouvert le gaz dans la cuisine et s'est allongé sur le sol. Il espérait que les secours feraient exploser son appartement avec une étincelle électrique. Entre l'interphone et la sonnette de l'appartement, il pensait que son plan lui permettrait de rejoindre sa femme plus rapidement.

Une fois de plus, la chance est du côté d'Enzo et de ses hommes ; entre la vieille femme au caddie et le gardien avec la clé, ils n'ont jamais eu à utiliser d'appareil électrique pour entrer dans l'appartement. Après avoir déposé l'homme suicidaire à l'hôpital, le débriefing d'Enzo s'axe totalement sur la sécurité lors des interventions. Il a un bon exemple pour justifier pourquoi il ne sonne jamais aux portes.

En quittant l'hôpital, le VSAV est de nouveau requis pour une personne malade, mais cette fois-ci, l'intervention se situe sur la voie publique. Aucune chance de faire exploser un appartement rempli de gaz.

En arrivant sur les lieux indiqués par la régulation, Enzo trouve un homme d'une quarantaine d'années, allongé sur un banc. C'est un sans domicile fixe, manifestement ivre et incapable de se lever. Apparemment, il devait gêner la personne qui a appelé les secours, et qui n'a pas jugé bon de les attendre. C'est une situation très courante et qui fait perdre leur temps aux pompiers. Certaines personnes agacées de voir des SDF devant leur immeuble appellent le 18 en prétextant un malaise sur voie publique. Ils espèrent ainsi que les pompiers les débarrasseront de ce voisin gênant…

— Seb, tu prends les constantes, Alex tu vas chercher la chaise. Moi, je remplis rapidement la fiche d'intervention et je passe mon bilan à la régul.

L'homme qui se trouve en face d'Enzo est saoul, mais il n'a aucun malaise justifiant la présence des pompiers. En revanche, un bandage recouvre sa jambe gauche, et semble tâché de sang. Enzo décide donc de refaire le pansement, pour voir l'état du mollet de l'homme sans ressources. Il découvre une vilaine plaie surinfectée, recouverte d'asticots, et suintant de toutes parts. Voilà un motif pour emmener ce pauvre homme aux urgences et lui permettre d'avoir un repas chaud et une consultation médicale gratuite !

— Seb, tu refais le pansement, et Alex tu ranges le reste du matos. Moi, je préviens la régul qu'on va l'emmener, dit Enzo en direction de ses deux compères.

Le trajet vers l'hôpital n'est pas long, mais le SDF, qui n'est pas ravi d'être ainsi emmené, commence un peu à s'agiter. En arrivant aux urgences, il insulte chaque personne qu'il croise, et Enzo est bien désolé de compliquer ainsi la soirée des soignants du service. Quelques transmissions rapides à l'infirmière d'accueil et d'orientation, un peu de nettoyage du véhicule et du matériel, et voici nos trois pompiers en route vers le CS.

— Chef, j'ai un truc à te dire, et je pense que ça ne va pas te plaire, annonce Alexandre d'une petite voix.

— Qu'est-ce qui se passe ? répond Enzo en faisant les gros yeux.

— J'ai mal dans la nuque, parce que le SDF m'a tordu le cou pendant l'évacuation.

— Quoi ? Mais pourquoi tu n'as rien dit pendant le trajet ? J'aurais pu passer dans la cellule arrière avec toi, et le foutre dehors !

— Il était taillé comme un tronc d'arbre, et il m'a dit qu'il était un ancien légionnaire. J'ai vraiment eu peur pour ma vie, et je ne savais pas comment il réagirait si je t'appelais à l'aide.

— T'es vraiment trop con ! T'aurais mérité qu'il te pète la nuque, abruti ! répond méchamment le chef passablement énervé. La prochaine fois, tu cries et tu me laisse décider de ce qui est le mieux. Face à un mec comme ça, il vaut mieux être à trois que seul !

La discussion s'arrête là. Enzo ne veut pas s'énerver plus et ses hommes savent que vu l'état de leur chef, il est préférable de ne pas en rajouter. C'est la troisième fois de la journée que la vie d'Enzo et de ses hommes a été mise en danger inutilement. Il est vraiment temps que la garde se termine, et que chacun puisse retourner chez lui, entier, pour profiter de sa famille.

16

Une longue nuit

Comme tous les jours, Danièle, la mère d'Enzo, a appelé son fils pour prendre des nouvelles de la famille, et surtout de ses petites-filles. Enzo et Danièle ont toujours été très proches et ils se racontent tout. Les joies et les peines au travail, les petits et grands problèmes du quotidien, les soucis de santé… Danièle sait tout de la vie de son fils et des personnes qui l'entourent ; en tout cas, c'est ce qu'elle pense. En réalité, Enzo ne lui raconte pas toujours la totalité des choses qui lui arrivent. Il omet volontairement certaines histoires et certains détails. Aujourd'hui, il a délibérément évité de parler des interventions de la veille. Il s'est bien gardé d'affoler sa mère avec des histoires dans lesquelles ses hommes et lui sont en danger. Danièle sait que le métier et la passion de son fils ne sont pas toujours de tout repos, mais elle n'a pas besoin de connaître les détails sordides et les risques réels encourus par son unique enfant.

Après avoir emmené les filles à l'école, promené Sparky dans la campagne, fait la séance quotidienne de sport et conversé avec sa mère pendant plus de vingt minutes, il est maintenant temps pour Enzo de s'occuper un peu de la maison. Il y a toujours quelque chose à faire dans ce petit pavillon de campagne. Que cela soit à l'intérieur ou dans le jardin, les tâches ne manquent pas. Hier, c'était la peinture des volets, aujourd'hui ce sera la tonte de la pelouse et le désherbage. Le temps est idéal, et Enzo n'est pas pressé ; pour la première fois depuis plus de deux semaines, c'est une vraie journée « off ». De garde ni à l'hôpital, ni au centre de secours, Enzo peut en profiter pour faire tout ce pour quoi il n'a généralement pas assez de temps.

Le vieux tracteur tondeuse attend Enzo sous l'abri de jardin. Avec ses 200 kilos et son mètre dix de largeur, il a changé la vie de l'infirmier pompier débordé. Lorsqu'Enzo avait décidé de partir vivre à la campagne, il pensait pouvoir couper sa pelouse avec sa vieille tondeuse qu'il poussait depuis des années sur son petit jardin de ville. La première saison estivale lui a rapidement fait comprendre qu'il s'était trompé. Il fallait entre six et huit heures pour tondre la totalité des 1 500 m^2 de terrain du pavillon… À cela, il fallait ajouter les innombrables aller-retours vers la déchèterie, nécessaires pour vider la quinzaine de sacs hebdomadaires, remplis d'herbe et de branchages. Aujourd'hui, les rares jours de congé d'Enzo sont toujours occupés à entretenir le terrain, mais la tonte ne lui prend plus que deux heures, ce qui lui a permis de libérer du temps pour créer un petit potager. Des dizaines de kilos de tomates de toutes les formes et couleurs font le bonheur de Ludivine et de ses filles. Courgettes, aubergines, poivrons et autres concombres agrémentent aussi les salades et les grillades du printemps jusqu'à l'automne.

Après une heure et demie assis sur son tracteur, avec le casque anti-bruit sur les oreilles, Enzo contemple son jardin, empreint d'un mélange de fatigue et de satisfaction. Les couleurs estivales de son petit havre de paix sont dominées par le vert de la pelouse, mais le bleu de la piscine concurrence le rouge et le jaune des rosiers. Une tondeuse dans le lointain et le ronronnement du filtre de la piscine sont les seuls bruits de ce bel après-midi. Le calme et la sérénité des lieux donnent envie à Enzo de s'allonger sur le transat pour faire une petite pause bien méritée. Il ne lui faut pas longtemps pour sombrer dans le sommeil et se mettre à rêver d'une intervention survenue quelques années plus tôt. Une intervention qu'il n'oubliera jamais et qui hantera probablement son sommeil pendant encore un long moment...

C'est le milieu de la nuit, il est 1 h 30, lorsque le buzzer sonne le départ en intervention du VSAV. Après avoir déjà enchaîné cinq interventions, Enzo venait à peine de s'endormir. Le chef d'agrès déteste ces réveils brutaux au milieu de la nuit. C'est donc les yeux fatigués qu'il va voir le permanencier pour connaître son motif de départ. En lisant le papier imprimé par son collègue, il comprend immédiatement que la nuit va être très longue, et qu'il ne se recouchera probablement pas.

Une fusillade vient de se produire dans la mairie d'une grande ville du département voisin. L'ensemble des moyens en personnels et matériels des pompiers de la région sont mobilisés, afin d'apporter leur aide aux moyens de secours déjà engagés sur place.

Il faut plus de trente minutes à Enzo et ses hommes pour se rendre sur place. Pendant le trajet, les trois pompiers se posent beaucoup de questions. Y-a-t-il beaucoup de morts et de blessés, comment cela a-t-il pu arriver, et surtout, le forcené a-t-il été interpellé, ou est-il en train de tirer sur les secours ? Plus ils se rapprochent de l'hôtel de ville, et plus leur camion rouge doit se faufiler entre des dizaines de véhicules de secours déjà sur place.

— Regarde chef ! T'as déjà vu autant de flics engagés sur une seule inter' ? demande Sébastien à Enzo.

Mais le chef d'agrès ne répond pas, il n'a même pas entendu ce que lui disait son conducteur et ami. Il est comme hypnotisé par les lumières bleues de tous ces gyrophares, la scène est surréaliste. C'est le milieu de la nuit et les habitants sont tous plongés dans un profond sommeil, probablement en train de rêver de leurs dernières vacances. Pourtant, les rues grouillent de gens qui courent partout. Des centaines d'uniformes de toutes les couleurs s'activent au milieu des dizaines de véhicules de secours rouge, blanc et bleu. Un nombre incalculable de gyrophares colorent de bleu les murs des immeubles du quartier. Des ambulances du SAMU et de la Croix-Rouge sont garées sur des centaines de mètres. Les véhicules de la maréchaussée et des Pompiers de Paris entourent le bâtiment où la fusillade a eu lieu. Une quantité impressionnante de policiers empêche les badauds de s'approcher. Enzo prend immédiatement ses ordres du Commandant des Opérations de Secours. Comme cela fait près d'une heure que la fusillade a eu lieu, la totalité des victimes a déjà été prise en charge. L'équipage venu de sa lointaine campagne est donc affecté aux soins des personnes prises en charge par la cellule d'urgence médicopsychologique, la CUMP. Enzo et ses deux équipiers doivent secourir les personnes qui pourraient faire un malaise à l'annonce d'une mauvaise nouvelle.

— Allez les gars, dit énergiquement Enzo à Sébastien et Alexandre en descendant du VSAV. La CUMP a besoin de nous pour aider les impliqués. Vous me suivez et vous restez collés à moi. La nuit va être longue, alors restez vigilants et concentrés jusqu'à la fin !

Équipés seulement d'un sac d'intervention et d'une radio, Enzo et ses hommes quittent leur véhicule et entrent dans l'hôtel de ville. C'est la confusion la plus totale qui règne. Des pompiers et des policiers en uniforme courent dans tous les sens. Des personnes hagardes marchent dans les couloirs, à la recherche d'un proche ou d'une information. Des policiers en civil se déplacent en groupe, la plupart du temps avec le téléphone ou la radio rivés à l'oreille. Il n'y a aucune trace de sang, aucun bruit de coup de feu, aucun cri de victime. La salle du conseil où le drame a eu lieu est inaccessible…

La cellule médicopsychologique a été installée dans une grande pièce du rez-de-chaussée. La salle est presque entièrement entourée de baies vitrées donnant sur le hall d'entrée principal où des centaines de secouristes et policiers en tous genres passent sans discontinuer. Seules des toilettes sont cachées par des cloisons opaques ; elles sont l'unique lieu d'intimité de la pièce. Quelques pots de fleurs et des panneaux d'affichage sont eux la seule décoration de l'immense salle. Enzo ne comprend pas pourquoi les familles sont toutes rassemblées dans cette grande pièce impersonnelle et quasiment sans intimité. Si une personne craque, son stress et son angoisse se propageront immédiatement à toutes les autres.

Les familles des victimes arrivent les unes après les autres, au fur et à mesure qu'elles sont informées par téléphone du drame qui vient de se produire dans la salle du conseil. Enzo ne sait pas encore que huit personnes ont été tuées et que dix-neuf autres sont blessées, dont certaines très gravement. Les familles de tous les élus ont été contactées, quel que soit l'état de santé de leur proche, et cela fait beaucoup de monde à gérer. Personne ne connaît les noms des victimes de l'attaque. Tout le monde angoisse en attendant de connaître la terrible vérité. Leur père, leur femme, leur fille ou leur frère seront-ils indemnes, blessés, ou pire ?

— Comment on va faire chef ? On n'est que trois ! demande Alexandre inquiet.

— Où sont les psy de la CUMP ? s'enquiert Sébastien, pas plus rassuré.

— Je sais pas, répond le chef d'agrès. Pour le moment, nous on est là et on doit faire notre boulot ! Les familles comptent sur nous et on va faire tout ce qu'on peut pour elles ! On est les trois meilleurs du CS, oui ou non ? reprend le pompier sur un ton humoristique, dans l'espoir de remotiver ses hommes.

Extérieurement, Enzo essaie de paraître fort et confiant, mais à l'intérieur, il est paniqué. Il sait que la nuit va être très difficile, pour eux bien sûr, mais surtout pour les familles…

Assez rapidement, les premières personnalités politiques arrivent sur place, accompagnées bien sûr par une ribambelle de journalistes. De Madame le maire, jusqu'au Premier ministre, en passant par le ministre de l'Intérieur et le préfet, chacun veut passer sur le petit écran, en présentant son meilleur profil, et avec un air de sauveur. Les gilets pare-balles et les fusils mitrailleurs ont laissé la place aux caméras et aux micros de télévision. Enzo est inquiet car il sent la tension monter et les esprits s'échauffer.

— Prépare-toi Seb, maintenant que les « huiles » ont fait leur show, je sens que les problèmes vont commencer à arriver, chuchote discrètement Enzo.

— Oui chef, j'suis d'accord, c'est toujours les mêmes qui veulent profiter du malheur des autres pour se faire mousser !

Alors que les familles attendent toutes ensemble et discutent pour passer le temps, un jeune homme d'une vingtaine d'année commence à s'agiter. Sa mère était dans la salle du conseil au moment de la fusillade, et il veut savoir comment elle va.

— Y en a ras-le-bol d'attendre ! Putain, sérieux, vous nous les donnez quand les infos ? lance le jeune homme en direction des autorités.

Des policiers en faction à proximité essaient de le calmer, mais en vain. Brusquement, il craque et commence à hurler en cassant tout ce qu'il trouve. Alors que les policiers allaient se jeter sur lui pour le maîtriser, un médecin de la CUMP arrive et s'interpose.

— Arrêtez, la solution n'est pas dans l'affrontement ! Et il ajoute à l'intention du jeune homme :

— Bonjour monsieur, je suis un des psychiatres chargés de vous aider. Venez, on va discuter, dit le médecin qui a enfilé un gilet blanc sans manches floqué CUMP par-dessus ses vêtements civils.

Après de longues minutes, le psychiatre arrive tant bien que mal à calmer le jeune homme qui peut ainsi retourner avec les autres familles.

Tout est de nouveau tranquille, et les familles prennent leur mal en patience. On entend bien quelques pleurs, mais pas de cris ou d'agitation importante. Les visages des personnes réveillées dans leur sommeil sont fatigués et stressés, mais calmes.

C'est après plusieurs heures d'attente que tout se complique, lorsque la députée-maire décide d'aller voir les familles les unes après les autres pour leur annoncer la bonne ou la mauvaise nouvelle. Les premières personnes sont informées du décès de leur proche et la situation change du tout au tout. Des femmes hurlent en se jetant par terre, des hommes crient leur douleur et leur colère en tapant dans les murs. Enzo sent bien que la situation est mal gérée, mais il ne peut rien faire de plus que de s'occuper des personnes faisant un malaise. Lorsqu'une nouvelle famille est informée de l'horrible nouvelle, les autres autour comprennent que leur tour risque d'arriver. L'horreur de la situation monte encore d'un cran lorsque des brancards commencent à passer devant les baies vitrées de la grande salle où se trouvent les familles. Ces brancards transportent les corps des personnes décédées dans la salle du conseil. Seuls des sacs mortuaires cachent les dépouilles de la vue des familles.

Les psychologues et les psychiatres sont totalement débordés par le nombre de personnes à prendre en charge. Aux hommes et aux femmes présents lors de la fusillade, il faut maintenant ajouter des dizaines de personnes venues prendre des nouvelles de leurs proches. Enzo n'est ni psychologue, ni médecin. Sa formation pour affronter ce genre de détresse humaine se limite aux conseils reçus de ses ainés. « Lorsque tu as en face de toi une personne dévorée par une telle douleur qu'elle voudrait que sa vie s'arrête, ne dis rien. Écoute-la et laisse-la exprimer sa souffrance », lui a-t-on dit un jour.

Durant sa vie de pompier et sa carrière d'infirmier aux soins intensifs, Enzo a vu beaucoup de personnes pleurer. De nombreuses fois, son empathie a aidé à venir à bout de situations aussi cruelles qu'injustes ; mais là, le chef d'agrès expérimenté et bienveillant se sent totalement dépassé par la situation. Jusqu'au petit matin, ses hommes et lui vont prendre sur eux pour ne pas pleurer avec ces familles dévastées par le chagrin. Ils vont écouter, donner des couvertures de survie et faire des gestes de premiers secours sur des personnes prises d'un malaise.

Lorsque le jour commence à percer par les fenêtres, la grande salle vitrée est presque vide. Toutes les personnes ont été informées du décès de leur mari, ou des blessures de leur mère ou de leur fils. Certaines ont eu la chance d'apprendre que leur fille ou leur sœur était indemne. Mais quel que soit l'état de santé de leur proche, toutes ont eu l'impression de jouer à la roulette russe à chaque fois que la députée-maire entrait dans la salle ; toutes ont eu l'impression d'apprendre la nouvelle vingt-sept fois.

De cette nuit d'horreur, il ne reste que quelques gobelets vides de leur café, des couvertures de survie trainant à terre, froissées, et des chaises, toujours regroupées par petits groupes, comme les familles les avaient installées quelques heures plus tôt.

En rangeant leur matériel, les trois pompiers sont silencieux et appliqués dans leurs gestes. Comme pour honorer la mémoire de toutes ces personnes dont la vie a basculé cette nuit. Tous ces gens ont perdu la vie ou ont été gravement blessés dans l'exercice de leur fonction d'élu. Enzo se demande ce qu'il va bien pouvoir dire à ses deux coéquipiers. *Comment vais-je pouvoir débriefer d'une telle intervention ? Comment vais-je pouvoir leur dire à quel point je suis fier de leur professionnalisme et de leur humanité ?*

Ce jour-là, Enzo n'aura sauvé la vie de personne. Il n'aura pris aucun risque et aucun de ses hommes n'aura été blessé. Il n'aura pas vu de sang ou de membre arraché ; il n'aura pas aidé une femme à mettre son enfant au monde. Pourtant, il sait que cette intervention restera à jamais dans sa mémoire et que seules les personnes présentes cette nuit pourront comprendre.

En se réveillant sur son transat, Enzo est soulagé de se retrouver dans la douce quiétude de son jardin. Sparky est venu se coucher à côté de lui, sur le carrelage de la terrasse, pour profiter de sa fraîcheur reposante par cette chaude après-midi d'été.

17

La mort en face

Aujourd'hui, cela fait quelques années que la fusillade a eu lieu, et personne n'en parle plus. Les médias se sont trouvés d'autres faits divers pour faire de l'audience, et les politiques évitent soigneusement le sujet de la violence et de l'insécurité, de peur de faire fuir leurs électeurs. Mais Enzo, lui, se souvient de cette nuit comme si c'était la veille. Il repense souvent aux familles en pleurs et aux regards vides de celles et ceux qui attendaient l'annonce morbide qui ferait basculer leur vie. Enzo se souvient de tellement de personnes détruites par la vie, qu'il a l'impression que ces moments ponctuels sont en fait devenus la norme quotidienne de tout un chacun. Comme les policiers qui voient le mal partout, ou les agents du fisc qui pensent que tous leurs voisins sont des fraudeurs, Enzo s'attend toujours à ce que le pire arrive, dans sa famille comme au travail. La trousse de secours qui se trouve dans le coffre de sa voiture est aussi surdimensionnée que l'armoire à médicaments de

Ludivine. Il n'y a jamais d'allumage du barbecue sans extincteur à proximité, et les filles n'ont pas le droit de traverser la ruelle du hameau sans avoir au préalable regardé au moins dix fois à gauche et à droite. Enzo essaie de ne pas surprotéger ses filles, mais c'est une tâche extrêmement difficile pour lui. Il a trop en tête les traumatismes horribles et les décès aussi stupides qu'évitables qu'il a pu voir tout au long de sa carrière de pompier. Il se souvient de son premier accident, de son premier mort, de sa première agression, comme de son premier accouchement. Mais il se souvient surtout de sa première intervention pour un enfant sur voie publique. C'était il y a vingt ans, mais dans la tête d'Enzo, c'était hier. Il n'était bien sûr pas encore chef d'agrès, et n'avait pas une grande expérience de la dureté de la vie. Il faut se replonger dans cette pénible intervention pour comprendre pourquoi elle a marqué Enzo...

Ce jour, c'est une belle après-midi de juin, et le temps magnifique a tendance à faire sortir les gens de chez eux. Le début de la garde n'a été qu'une succession de traumatismes bénins sur les personnes qui reprennent le sport après avoir passé plus de six mois enfermés pendant la saison froide. Certains enfourchent leur vélo et oublient qu'il faut éviter les bordures des trottoirs, d'autre se font des entorses de la cheville en reprenant le jogging. Les motards aussi ressortent leurs engins reclus au garage depuis des mois, et ont tendance à y aller un peu trop fort sur la poignée d'accélérateur. Les traumatismes sont le thème récurrent du jour, et l'équipage pompier est donc soulagé de partir enfin pour une « personne malade ». Un jeune homme serait en train de faire un malaise en regardant un match de football.

En arrivant sur le terrain de foot, Enzo est étonné de ne voir personne courir sur la pelouse ou crier dans les tribunes.

C'est bien désert ici. Ou est-ce qu'ils sont tous passés ? se demande le jeune pompier.

Seules quelques personnes sont attroupées de l'autre côté du grand rectangle vert. Ils font de grands signes vers Enzo en voyant les trois uniformes de pompier et le grand sac de secours rouge. Enzo se met alors à courir derrière son chef d'agrès, et traverse le terrain de foot en un clin d'œil. En arrivant de l'autre côté, il voit une bande d'adolescents penchés sur un corps allongé à terre. L'un d'eux, à genoux à côté du corps, est en train de faire un massage cardiaque et du bouche-à-bouche. Le chef d'agrès fait immédiatement reculer les ados qui regardent et donne ses instructions à ses hommes.

— Enzo, tu prends le relai sur le massage et toi tu sors le BAVU et l'AMS, ordonne le chef en regardant Enzo et son binôme.

À cette époque-là, il n'y avait pas encore de défibrillateurs dans les camions de pompiers, mais les BAVU (ou Ballons Auto-remplisseurs à Valves Unidirectionnelles) étaient déjà là pour remplacer le bouche-à-bouche et insuffler de l'oxygène.

Pendant qu'Enzo commence le massage cardiaque, il écoute l'échange entre son chef d'agrès et les témoins.

— Qu'est-ce qu'il s'est passé ? Pourquoi votre ami a fait un arrêt cardiaque ? Il était malade ? Quel âge a-t-il ? demande le chef.

— Je sais pas m'sieur ! Il était en train de courir avec nous sur la piste d'athlétisme pour s'échauffer avant son match. Il s'est écroulé d'un coup et n'a jamais repris connaissance, répond le jeune adolescent affolé.

Enzo est déjà intervenu sur plusieurs arrêts cardiaques, mais à chaque fois, c'était sur des personnes âgées, avec relativement peu de témoins. Cette fois-ci, c'est un jeune garçon de 16 ans, et tous ses copains sont autour. On peut lire dans leurs yeux l'angoisse et l'incompréhension de voir leur ami allongé sur le sol, en train de se faire masser par un pompier, alors que dix minutes plus tôt, il plaisantait et courait partout.

— Ça va monsieur, il va s'en sortir ? demande un des jeunes témoins à Enzo.

— On fait notre maximum ! répond le jeune pompier qui sait qu'il ne faut jamais donner de pronostic dans ce genre de situation.

Les yeux du jeune garçon allongé au sol sont encore ouverts et semblent supplier Enzo de faire un miracle. La cage thoracique est molle et enfoncée, car la personne qui avait débuté le massage cardiaque avait déjà cassé toutes les côtes et probablement percé les poumons. Le teint est livide et ne laisse rien présager de bon. Enzo et son coéquipier alternent les phases de massage cardiaque et de ventilation artificielle. Le chef d'agrès, lui, est debout, à proximité, et utilise sa radio pour demander des renforts médicaux à la régulation. Après son message d'alerte, il se met à genoux, en face d'Enzo, et prend son relai au massage cardiaque, afin que celui-ci puisse reprendre son souffle.

— Rassure-moi Enzo, c'est pas ton premier arrêt ? demande le chef à son jeune sapeur.

— Non chef, mais jamais avec un enfant sur voie publique. C'est dur ! réplique Enzo.

— T'inquiète pas mon grand, tu fais comme t'as appris et ça se passera bien.

Cette petite pause est l'occasion pour le jeune pompier de prendre la mesure de la gravité de la situation. Ce jeune n'a que cinq ans de moins que lui, et il est en train de mourir pour une raison inconnue.

Les cycles de ventilation et de massage cardiaque s'enchaînent, mais aucune évolution n'est là pour encourager nos trois secouristes. Cela fait maintenant plus de dix minutes qu'ils se battent pour faire revenir la vie chez cet adolescent, mais rien n'y fait. Plus le temps passe, et plus les gens se regroupent autour des lieux du drame. Les amis et autres témoins de la scène voient probablement la mort en face pour la première fois de leur vie. Cette mort que l'on voit tant à la télévision et heureusement si peu de nos yeux. Cette fois-ci, une vraie personne est en train de mourir, et elle ne se relèvera pas à l'épisode suivant, comme si de rien n'était. Aux chuchotements de questionnement succèdent les pleurs de la détresse, puis le silence des personnes qui vont s'asseoir dans les gradins, résignées.

Quinze minutes après l'arrivée des pompiers, c'est le SAMU qui entre en scène.

— Bonjour messieurs ! lance le médecin en direction des pompiers. Ça fait combien de temps ?

— Ça fait un quart d'heure, mais il était déjà en arrêt à notre arrivée, répond le chef d'agrès

— OK. Continuez la réa et nous on s'prépare.

Sous les yeux admiratifs d'Enzo, le médecin et l'infirmier vont faire des gestes que les soldats du feu ne peuvent accomplir. Allongé au niveau de la tête de son patient, à l'aide de son laryngoscope, et aidé de ses longues années d'expérience, le médecin intube le jeune garçon à la vitesse de l'éclair. Il branche immédiatement le respirateur, préparé à l'avance par l'ambulancier. Pendant ce temps, l'infirmier, à genoux à côté de l'adolescent, enfonce une aiguille dans le bras et trouve une veine aussi rapidement que le médecin intubait. La perfusion est prête et les médicaments vont pouvoir être injectés.

Comme le chef d'agrès l'avait fait quelques minutes plus tôt, le médecin fait son maximum pour comprendre les causes de l'arrêt cardiaque. Il fait le tour des amis et témoins pour obtenir plus d'informations. Mais personne ne comprend comment un jeune garçon dans la force de l'âge a pu se retrouver dans une telle situation. Cela fait plus de trente minutes que son cœur s'est arrêté, et les secours sont impuissants. Sur l'écran du défibrillateur du SAMU, la courbe du cœur n'est qu'une succession de petites vagues ressemblant à des ressorts tordus ou à des dessins d'enfant. Enzo n'est pas encore infirmier, et il ne reconnaît pas le tracé d'une fibrillation ventriculaire. Ce n'est que dans plus de dix ans qu'il aura l'idée d'embrasser la carrière hospitalière.

Cela fait maintenant trois quarts d'heure qu'Enzo réalise un massage cardiaque sur un jeune de 16 ans. Cela fait donc près d'une heure que la tragédie a commencé, lorsque qu'une femme d'une cinquantaine d'années arrive. Elle est accompagnée de deux jeunes enfants qui ont du mal à la suivre tellement elle marche vite. Elle est encore à plusieurs dizaines de mètres, mais Enzo l'entend déjà hurler.

— Jonathan ! Mon bébé ! J'arrive !

La femme est hystérique, elle se jette sur son fils sans prêter attention aux pompiers et membres du SAMU qui s'occupent de lui. Elle s'écroule et prend son enfant dans ses bras alors qu'Enzo est en train de le masser.

— Mon bébé ! Qu'est-ce que t'as ? Réveille-toi !

Le médecin et l'infirmier ont du mal à arracher la mère du corps sans vie de son fils. Doucement, mais fermement, ils l'entrainent à quelques mètres et la questionnent à son tour sur les antécédents médicaux du jeune garçon.

— Il a des problèmes de santé ? Il prend des médicaments ? Il était comment ces derniers jours ?

Mais la mère désemparée est tellement ébranlée qu'elle ne comprend même pas les questions qui lui sont posées. Elle est dans un état second, et ne répond que par des hochements de tête, perdue dans ses sanglots. Le médecin arrive tout de même à comprendre que le jeune homme ne souffre apparemment d'aucune pathologie grave qui pourrait expliquer son état actuel. Pas de problèmes connus au cœur ou au cerveau.

Enzo est soutenu par l'adrénaline, mais il sent ses forces qui diminuent, et le discours du médecin à la mère de l'adolescent ne lui apporte pas beaucoup d'espoir. L'urgentiste n'est pas optimiste, et il a commencé à préparer la pauvre femme à une issue que tout le monde redoute. Si dans une demi-heure, la situation ne s'améliore pas, il faudra se rendre à l'évidence, le cœur ne repartira pas…

C'est maintenant l'ambulancier qui réalise le massage cardiaque, et Enzo est à genou, derrière la tête de sa victime. Il vide régulièrement dans les poumons de l'adolescent l'oxygène contenu dans le ballon en plastique qu'il tient entre ses mains. Les yeux du garçon sont toujours ouverts, et il semble fixer le jeune pompier qui s'occupe de lui. Mille choses passent par la tête d'Enzo. Réalise-t-il correctement les gestes qu'il a tellement répétés ? Combien de temps encore va-t-il avoir l'énergie suffisante pour enfoncer la poitrine du jeune garçon, ou pour lui insuffler de l'oxygène ?

Cela fait une heure et demie que ses collègues et lui sont arrivés sur place, et l'état de Jonathan ne semble pas s'améliorer. Nous arrivons à la fin du délai indiqué par le médecin, et aucun signe de vie ne permet de reprendre espoir.

— OK, on arrête, souffle le médecin d'une voix résignée.

Après plus de 90 minutes de lutte, l'urgentiste du SAMU donne l'ordre d'arrêter les manœuvres de réanimation. Enzo débranche alors le ballon insufflateur de la sonde d'intubation et se relève péniblement. Il a réalisé plus d'une heure et demie de réanimation à genoux et le sang a du mal à circuler dans ses jambes. L'infirmier éteint l'écran du défibrillateur et commence à débrancher les électrodes collées sur la poitrine du jeune garçon. C'est à ce moment-là que sa mère comprend que les secours ont abandonné et qu'ils laissent mourir son enfant. Elle se lève d'un bond, et court vers son fils sur lequel elle se jette pour reprendre le massage cardiaque.

— Il n'est pas mort ! Regardez, mon Jonathan est toujours vivant ! Il faut continuer à le réanimer !

Enzo ne sait pas quoi faire, il regarde la pauvre femme masser la poitrine de son fils devant ses autres enfants en pleurs. Le médecin finit par intervenir et se met à genoux à côté de la mère désemparée. Avec douceur et conviction, il lui explique que tout a été fait, que son enfant est parti, et que plus rien ne pourra changer cela. La femme est sous le choc, elle s'effondre dans les bras du médecin, devant les secouristes silencieux. Par respect pour cette mère dévastée par le chagrin, ils stoppent le rangement du matériel et attendent que famille et témoins soient mis à l'écart. La police demande aux nombreux témoins de quitter le stade, et les pompiers font monter la mère dans leur camion pour s'en occuper. Le médecin du SAMU rédige les différents documents relevant de sa responsabilité, dont le certificat de décès. L'officier de police informe sa régulation de la mort du jeune garçon, afin qu'elle réquisitionne une société de pompes funèbres, pour qu'elle vienne enlever le corps de l'enfant dans les meilleurs délais.

Dans le camion rouge, c'est le silence qui règne. Le chef d'agrès est assis devant avec le conducteur qui emmène son engin jusqu'à l'hôpital. Enzo se retrouve seul à l'arrière, avec la mère et ses deux enfants encore vivants. Elle a le visage gonflé par les larmes, mais plus rien ne coule de ses yeux. Elle ne dit rien et se contente de regarder les arbres qui défilent derrière les vitres de l'ambulance. Enzo n'entendra plus le son de sa voix. Même aux urgences, elle ne répondra pas à l'infirmière.

Pendant le trajet retour vers le CS, le silence sera toujours aussi assourdissant, et Enzo ne le rompra pas plus que son équipier. Même le chef d'agrès ne saura pas quoi dire dans son débriefing et restera muet.

Le mot « orphelin » est malheureusement connu de tout le monde, et largement expliqué dans les dictionnaires. C'est un enfant qui perd ses parents. Mais ces mêmes dictionnaires ne proposent aucun mot décrivant un parent qui perd son enfant. Pourtant, quelle pourrait être pire douleur que celle causée par le départ prématuré de son fils ou de sa fille ?

Vingt ans plus tard, Enzo ne sait toujours pas de quoi est mort ce pauvre garçon, ni ce que sont devenus sa mère et ses frères. Il se demande toujours si quelqu'un n'aurait pas pu faire quelque chose de plus, s'il n'aurait pas fallu masser plus fort, ou insuffler plus d'oxygène. Avec l'évolution des connaissances médicales, du matériel et des médicaments, l'issue serait-elle différente si l'événement se reproduisait aujourd'hui ?

18

Quand la mort est la seule à décider

Avec ses horaires de bureau, Ludivine ne peut pas emmener Lilou et Charlotte à l'école le matin. En revanche, elle n'a aucun problème pour les récupérer le soir après le travail. Cela fait donc maintenant plusieurs années qu'Enzo a un arrangement avec son cadre pour ne plus alterner les horaires de matin et d'après-midi. Il travaille aux soins intensifs depuis cinq ans et cela en fait quatre qu'il ne travaille plus que de 14 h 00 à 21 h 30. Cela lui permet donc d'être disponible tous les matins pour emmener ses filles à l'école et de ne plus être dépendant de ses parents ou des horaires de Ludivine. Cet arrangement est plutôt vu d'un bon œil par ses collègues, car ceux-ci préfèrent travailler le matin pour profiter de leurs après-midis. Enzo aimerait bien lui aussi pouvoir passer plus d'après-midi chez lui, surtout en été, lorsque le jardin demande beaucoup plus d'attention ; mais cet arrangement permet à Ludivine et son compagnon de faire l'économie d'une baby-sitter. L'infirmier n'est donc quasiment jamais à la maison le soir, et est de garde à l'hôpital un week-end sur deux. Autant dire que pour avoir une vie de famille normale, c'est compliqué !

Le travail du matin est globalement le même que celui réalisé l'après-midi, mais les conditions et le rythme sont très différents. Aux soins intensifs, la première partie de la journée est généralement consacrée aux soins quotidiens, comme les prises de sang et les réfections de pansements. Il y a beaucoup de travail, car chaque patient nécessite une grande attention. Il faut souvent ajouter à cela les préparations pour les différents examens ou interventions chirurgicales du jour.

Sauf en cas d'urgence due à l'aggravation soudaine d'un ou plusieurs patients, le travail est plutôt lissé et constant de 7 h 00 à 14 h 30. Les aides-soignants font les toilettes, pendant que les infirmiers réalisent leurs soins, dans un calme toujours relatif et fragile. Le staff commun entre médecins et infirmiers a généralement lieu entre 9 heures et 10 heures, et vient rompre cette routine matinale. Ce staff est une réunion lors de laquelle se prennent toutes les décisions importantes de la journée. Souvent, lorsque les collègues d'Enzo sortent de cette réunion, nombres de décisions médicales ont changé et les infirmiers doivent rapidement s'adapter. Par exemple, les patients qui devaient sortir ne quittent plus le service, et ceux qui ne devaient pas bouger doivent dès que possible être transférés vers les services conventionnels pour faire de la place. Ou alors, les interventions et examens des uns sont repoussés au profit des autres, pour des raisons parfois incompréhensibles.

Lorsque Enzo prend sa garde à 14 heures, le tableau des sortants est plein, et celui des entrants est déjà bien rempli. Sur ses quatre patients, Enzo doit en transférer trois vers d'autres services de l'hôpital. Seul restera M. Mercier, le patient de la chambre n°10. Cet homme de 75 ans est entré dans le service il y a une semaine et, malheureusement, il n'en ressortira probablement pas vivant. Les médecins et infirmiers du service essaient de lui faire passer ce cap difficile, mais ils n'ont pas beaucoup d'espoir. La question qui a longuement occupé le staff de ce matin était de savoir s'il était préférable de passer M. Mercier dans une phase de soins palliatifs, ou s'il fallait encore se battre en lui prodiguant des soins curatifs, douloureux et angoissants. La décision a été prise de stopper les traitements les plus lourds, et de privilégier des soins de confort, en espérant que la nature serait clémente avec ce vieil homme. Comme d'habitude, cette décision ne plait pas à tout le monde et certaines personnes ressortent du staff avec un air sombre. Dans ce genre de cas, chacun est consulté, infirmière, interne, chef de clinique, chef de service, famille… Un consensus est trouvé et c'est le médecin responsable qui prend la décision.

Le travail du matin est difficile, car constant et chargé ; mais le travail de l'après-midi est lui aussi fatiguant, car il est imprévisible et très irrégulier. C'est dans la deuxième partie de la journée que sont réalisés la plupart des transferts de patients. C'est un balai incessant de tout le personnel du service. Les médecins essaient de terminer les dossiers de sortie des patients, avant que ceux-ci ne soient déjà partis.

Parallèlement, ils doivent gérer les entrants et toutes les urgences du jour. Les infirmiers doivent jongler entre tous les professionnels de l'hôpital, pour faire en sorte que tous les soins soient faits, et que chaque patient soit à sa place et ait les interventions et examens dont il a besoin. Les aides-soignants doivent s'occuper des patients, réaliser les soins de confort, servir les repas et assurer le nettoyage et la remise en état des chambres de ceux qui quittent le service. Au milieu de tout cela, les kinésithérapeutes et les psychologues essaient de voir les patients avant que les brancardiers ne les aient emmenés vers d'autres services.

Une contrainte supplémentaire vient se greffer sur le travail de tout le monde : la présence des familles durant presque tout l'après-midi. Certes, les parents, conjoints, enfants, famille ou amis qui viennent voir leur proche malade sont indispensables au rétablissement des patients. Ils apportent le réconfort, la chaleur et l'amour que les soignants ne peuvent pas donner. Ils sont là aussi lorsque des questions se posent sur l'état habituel du patient, ou sur les conditions dans lesquelles il vivra à sa sortie. Mais ces familles si nécessaires et incontournables sont aussi parfois des freins à la bonne prise en charge des malades.

Lorsqu'Enzo entre pour la première fois dans la chambre de M. Mercier, une femme d'une cinquantaine d'année est déjà assise à côté de celui-ci, lui tenant la main en silence, mais les yeux rougis par les larmes. Enzo se présente en chuchotant pour ne pas réveiller son patient.

— Bonjour madame, je suis Enzo, l'infirmier de cet après-midi.

— Bonjour, je suis une des filles de M. Mercier, répond-elle froidement. J'habite en province et je peux enfin venir voir mon père ! Ma sœur m'a informée de son état. Elle m'a dit que vous arrêtiez les soins et que vous alliez le laisser mourir ! Je ne suis pas du tout d'accord et je veux absolument voir le médecin, maintenant !

— Effectivement madame, nous venons de changer sa prise en charge pour favoriser les soins de confort. Les soins curatifs sont extrêmement lourds et difficiles à supporter pour votre papa.

— Je veux voir le médecin tout de suite ! Je vous demande de remettre immédiatement les médicaments qu'il avait jusqu'à maintenant, sinon je porte plainte !

Enzo ne peut bien sûr pas aller contre la décision du staff et remettre les anciens médicaments. Il va donc voir l'interne pour lui expliquer la situation. Celui-ci, comprenant qu'il est dépassé, contacte Édouard, le médecin chef, pour qu'il se déplace et vienne gérer le problème.

— Bonjour Enzo ! Tu vas bien ? demande le chef d'un pas pressé, avant de se faufiler rapidement à l'intérieur de la petite chambre.

Lorsqu'Édouard ressort, il va aussitôt voir Enzo et lui demande de reprendre la thérapeutique précédente. Il faut arrêter les médicaments de confort, et réintroduire les drogues lourdes, abandonnées lors du staff du matin. Enzo prépare donc les nouvelles seringues, installé à côté son chariot de soins, dans le couloir, devant la chambre de son patient. C'est à ce moment qu'un homme d'une cinquantaine d'année passe devant lui et frappe à la porte avant d'entrer dans la chambre. Une minute plus tard, il ressort avec la fille de M. Mercier, l'air énervé et pressant le pas. Tous deux font quelques mètres pour s'éloigner de la chambre, puis commencent à discuter dans le couloir. Enzo n'entend pas tout, mais il comprend bien que l'homme semble être le fils de M. Mercier et qu'il ne veut pas d'acharnement sur son père. La discussion est animée, et la femme quitte le service en pleurant.

Voyant Enzo préparer ses seringues devant la chambre, l'homme vient le voir et lui tient le même discours que sa sœur quelques minutes plus tôt, mais en sens inverse :

— Vous êtes l'infirmier de mon père ? dit l'homme d'un ton sec et énervé.

— Oui monsieur, je suis Enzo, et c'est moi qui m'occupe de votre papa.

— Vous stoppez immédiatement ce que vous faites et vous allez me chercher le médecin !

Cette fois, Enzo ne passe pas par l'interne, il appelle directement Édouard, et l'informe de la présence du fils et de sa demande. Quinze minutes plus tard, Édouard arrive de son bureau et part directement voir le fils de M. Mercier. Enzo entre dans la chambre pour assister à l'entretien. L'échange est animé et le ton du fils est menaçant. Il n'admet pas que la décision prise le matin soit remise en question par l'arrivée de sa sœur. Il veut que son père puisse partir dignement et sans souffrance. Il indique son intention de porter plainte si l'équipe s'acharne sur son père.

Enzo et Édouard se retrouvent, comme souvent, pris dans une situation complexe, où la médecine et la déontologie n'ont pas de solution. Lorsque M. Mercier est arrivé dans le service, il n'était déjà plus en mesure de communiquer et d'indiquer sa volonté en matière de fin de vie. Il n'a pas pu nommer de personne de confiance, cette personne chargée de prendre les décisions pour lui s'il n'en est plus capable. Aujourd'hui, il ne peut toujours pas faire part de sa volonté, et les membres de sa famille se déchirent pour savoir s'il doit poursuivre les traitements ou partir sans souffrance. Comment prendre la bonne décision, celle qui est la meilleure pour le patient ? C'est en général à ce moment-là qu'Édouard apporte son talent de médecin et d'homme. Il trouve souvent les mots qui sauront calmer et rassurer les familles. Mais aujourd'hui, son talent ne suffit pas, et il est incapable de rassembler les différents membres de la famille autour d'une même décision.

Comment les soignants peuvent-ils avoir une prise en charge humaine et professionnelle de leur patient lorsque les décisions médicales changent continuellement ? Ils ne sont pas toujours informés en temps et en heure des décisions médicales de cet ordre. Alors comment savoir s'ils doivent se battre aux côtés du malade et lui apporter l'énergie et la volonté pour aller de l'avant, ou alors lui apporter la chaleur et le réconfort nécessaires pour attendre la mort dans la dignité ?

Enzo n'a pas le temps de répondre à ces questions, car le scope de M. Mercier se met à sonner. L'alarme tant connue et redoutée du personnel, associée à un clignotement rouge, indique un problème grave chez le vieil homme. Une TV, une tachycardie ventriculaire, c'est-à-dire un très grave trouble du rythme cardiaque, est en train de tenter d'emmener M. Mercier.

— Va chercher le chariot d'urgence et l'interne ! crie Enzo en direction de Gao. M. Mercier est en TV !

Enzo entre immédiatement dans la chambre et installe les patchs autocollants du défibrillateur, pendant qu'une collègue part chercher de la Cordarone et de l'Adrénaline. Au moment où Édouard et l'interne arrivent dans la chambre en courant, le cœur de M. Mercier reprend un rythme sinusal, donc normal. La fille du vieil homme, qui était partie chercher un café, est affolée et en pleurs dans le couloir. Martine, postée devant la porte avec Gao, l'empêche de rentrer.

— Édouard, qu'est-ce que je fais si la TV recommence ? s'enquiert Enzo.

— Il n'y aura pas de massage cardiaque. Il faudra choquer, mais on n'ira pas plus loin, indique le médecin chef.

Il faut montrer à la famille que l'équipe se bat pour leur père, mais sans pour autant lui infliger les souffrances d'une réanimation cardio-pulmonaire.

Enzo sait par expérience que la fin est proche, et il ne quitte donc pas la chambre de son patient. M. Mercier a les yeux ouverts, mais ceux-ci regardent le plafond, sans prêter attention à l'infirmier qui est à côté de lui. Sa respiration est rapide et superficielle. Il a le teint gris et les yeux jaunes, signe que son foie ne fonctionne déjà plus. Martine a laissé entrer la fille, afin que celle-ci puisse être aux côtés de son père jusqu'au dernier moment. Son autre fille, elle, a bien été informée par le médecin, mais elle n'a malheureusement pas eu le temps d'arriver à l'hôpital. Son frère arrive alors et se penche sur M. Mercier pour lui déposer un dernier baiser sur le front. Enzo est au fond de la chambre, dans le plus grand silence, en train de gérer le volumineux matériel branché à son patient.

Après une demi-heure, le scope se remet à sonner et clignoter en rouge. Lorsque Martine arrive, Enzo est en train de charger le défibrillateur pour choquer son patient. Le fils et la fille de M. Mercier, en pleurs, ne veulent pas lâcher la main de leur père. Enzo leur explique qu'il ne peut pas envoyer de choc électrique s'ils le touchent, mais avant que les mains ne se soient séparées, « asystolie » s'affiche sur l'écran et le cœur s'arrête.

— Papa ! Ne pars pas ! Reste avec moi ! crie la fille en sanglotant.

— Je t'aime papa ! Bon voyage… dit le fils à voix basse.

Comme demandé par Édouard, Enzo ne débute pas de massage cardiaque et envoie juste Martine chercher l'interne pour constater le décès. Les collègues infirmières sont venues apporter leur aide, mais Enzo leur explique la situation, et, comprenant que leur présence n'est malheureusement plus nécessaire, elles ne rentrent pas dans la chambre.

Lorsque le médecin arrive, les soignants sont sortis de la chambre, et seuls le fils et la fille de M. Mercier sont encore auprès de lui. Un drap a été installé sur la porte vitrée, afin de leur apporter un semblant d'intimité. Enzo a déjà vécu trop souvent cette situation, et il sait à quel point elle est difficile à vivre pour tout le monde. Que cela soit pour les familles qui perdent leur proche, ou bien pour les soignants, qui se sont battus pendant des jours ou des semaines pour ne pas en arriver à cette finalité funeste.

Aujourd'hui, Enzo aura de nouveau perdu un patient, et c'est encore un de trop. Il se souvient de cette année, où pendant presque quatre mois, chaque jour, un patient décédait dans le service. Chaque jour, les soignants se retrouvaient plongés dans la douleur et la tristesse des familles touchées par la mort de leur père, de leur femme, ou de leur fils. La détresse de ces familles est très contagieuse pour le personnel présent en permanence dans le service. Pourtant, les infirmiers et les aides-soignants doivent continuer de faire leur travail au milieu des pleurs et des cris, sans laisser paraître leur propre chagrin.

19

Le nerf de la guerre

Les conflits internes à la famille de M. Mercier sont un bon exemple des innombrables problèmes posés par la mauvaise répartition de l'argent au sein de l'hôpital. Cela fait cinq ans qu'Enzo travaille aux soins intensifs, et cela fait cinq ans qu'il entend la même rengaine. Il est soi-disant impossible de sécuriser le service avec des portes fermées, car cela coûterait trop cher. Habituellement, pour pouvoir entrer dans un service de soins intensifs, il faut sonner à un interphone. Si l'on se présente pendant les horaires d'ouverture du service, et que la situation le permet, un membre du personnel vient ouvrir la porte. Si ce n'est pas les horaires de visite, ou qu'il y a déjà trop de monde dans le service, il faut attendre dans le couloir de l'étage, dans une salle d'attente, ou rentrer chez soi. Dans le service d'Enzo, n'importe quelle personne, bien ou mal intentionnée, peut entrer à toute heure du jour ou de la nuit, en semaine comme le week-end. Cela pose de réels problèmes de sécurité pour les patients comme pour le personnel. Si le service avait été fermé lors de l'arrivée du fils de M. Mercier, cela aurait permis de le prendre à part pour discuter. Il ne se serait peut-être pas déchiré avec sa sœur au-dessus du lit de son père. Malheureusement, à l'hôpital, l'énorme masse d'argent venant des impôts ne va ni aux patients, ni au personnel paramédical. Cet argent sert principalement à construire de beaux bâtiments, dans lesquels seront installés de beaux bureaux et de belles salles de réunion pour le personnel médical et de direction. Cet argent servira aussi évidemment à payer les salaires de ceux qui ont des noms et des titres vendeurs et aguicheurs. Les infirmiers et aides-soignants sont payés entre six et cinquante fois moins cher que certains professeurs ou directeurs. Dans ces conditions, il est aisé de comprendre pourquoi tant de disfonctionnements et tant de tensions ont fait leur apparition dans les hôpitaux français.

Ouah, les collègues ont encore fait une décoration magnifique ! songe Enzo en voyant le petit sapin décoré à l'entrée du service et les nombreuses guirlandes accrochées aux murs.

Aujourd'hui, c'est Noël, et Enzo espère que la magie du jour sera plus forte que les histoires d'argent. Les équipes médicales et paramédicales sont constituées de personnes appréciées par notre infirmier, et le sapin donne l'impression d'être en famille. Martine, Joël et Gao seront de la partie, ainsi qu'Édouard et Lukas comme médecins. Pas de cadre, pas d'interventions programmées, et donc une journée qui s'annonce excellente. Sur les quatre patients du jour, aucun transfert de prévu, donc aucune entrée et aucune sortie de patient. La plupart des malades sont stables, seul celui de la chambre n°14 est en fin de vie et attend que la mort l'emporte.

Après avoir fait la bise à tout le monde, rempli sa tasse de café, et pris ses transmissions, Enzo commence sa journée en préparant la poche de perfusion de son premier patient. Celui-ci est alcoolique, il est donc primordial de lui apporter des vitamines directement dans les veines. Dans l'absolu, cela n'a rien de compliqué. Il suffit de prendre les bonnes ampoules, de casser les bouchons en verre, et de les aspirer avec une seringue pour les injecter dans la poche de perfusion. Le problème est que pour faire des économies, la pharmacie de l'hôpital ne commande que de petites ampoules, avec peu de produit dans chacune. Enzo est donc obligé d'utiliser 17 ampoules de vitamines par patient alcoolique et par jour. À chaque ampoule, le risque est grand de la briser entre ses doigts et de se couper, ou alors de se piquer avec l'aiguille de la seringue pompeuse. Après avoir injecté méticuleusement le contenu des 17 petites fioles de vitamines, il faut encore en ajouter deux de magnésium et trois de potassium. Autant dire que le volume des 22 ampoules a changé la poche de perfusion en un énorme ballon de football prêt à exploser.

— Regarde Joël, j'me prépare pour la coupe du monde ! lance Enzo à son confrère en lui montrant son énorme poche de perfusion.

— T'as plus qu'à en faire quatre ou cinq comme ça et on pourra faire une bataille de bombes à eau ! lui répond Joël en passant à côté de son collègue.

Enzo décide ensuite de téléphoner à la pharmacie pour savoir où en est la commande passée par la collègue du matin. En effet, un des médicaments prescrits au patient de la chambre n°12 n'est pas disponible dans le service, et a donc dû être commandé directement à la pharmacie de l'hôpital. La personne qui répond à Enzo est étonnée que rien n'ait été envoyé depuis le matin et regarde donc sur son ordinateur.

— Ça y est, je comprends, dit l'interne de pharmacie. Ce traitement est en rupture de stock sur l'hôpital et je ne peux donc pas vous en envoyer. Il n'y en a pas non plus de disponible dans les autres services. Vous devez demander à la famille d'en récupérer dans une officine de ville.

Ludivine, qui travaille dans la pharmacie d'un autre hôpital, raconte souvent à Enzo qu'elle utilise tous les jours des coursiers pour faire venir en urgence des médicaments depuis un autre établissement.

— Pourquoi n'en faites-vous pas venir d'un autre hôpital avec un coursier ? demande donc Enzo à son interlocuteur.

— Vous ne vous rendez pas compte, on ne va pas dépenser 30 euros pour faire venir des médicaments par coursier ! s'exclame l'interne de pharmacie.

— Donc, vous êtes en train de me dire que je dois téléphoner à la famille du patient, les faire venir à l'hôpital, pour qu'ils récupèrent une ordonnance que va devoir faire le médecin, qu'ils trouvent une pharmacie ouverte le jour de Noël, et qu'ils reviennent ensuite me rapporter les médicaments dans le service !

— Oui, c'est exactement ça !

Outré, Enzo raccroche sans même dire au revoir. Il ne sait pas comment il va faire pour justifier une telle ineptie aux yeux de la famille de son patient.

Il voit alors Édouard arriver. *Ah tiens, il faut que je lui demande quelque chose à propos du patient de la chambre n°14 !* Cet homme est en fin de vie à cause d'une grosse pathologie cardiaque, mais il est aussi probablement atteint d'une infection qui lui rend ses derniers jours très difficiles à supporter. Enzo aimerait réaliser sur lui une analyse de sang, afin de déterminer s'il y a bien une infection, et si oui, avec quel antibiotique la traiter.

— Édouard, pourrais-tu s'il te plait prescrire des hémocultures au patient du 14, pour qu'on sache s'il faut lui mettre des antibiotiques ? demande Enzo.

— Non, il est à ne pas réanimer, et les hémocultures coûtent trop cher pour en faire sur des patients qui vont mourir dans les prochains jours.

— T'es sérieux ? Tu te fous de moi ! lance l'infirmier estomaqué.

Une fois de plus, l'argent passe avant les patients. Enzo en est vraiment énervé. Des examens à plusieurs milliers d'euros sont réalisés sur des VIP pour les rassurer, mais il est impossible d'investir quelques euros pour améliorer les derniers jours d'un vieil homme malade ! Il faut espérer que le reste de la journée ne tournera pas constamment autour de l'argent.

Après avoir réalisé une prise de sang sur l'un de ses patients, Enzo se dirige vers le pneumatique pour envoyer les tubes au laboratoire d'analyse. Le pneumatique est un ingénieux système installé dans certains services de l'hôpital. Il permet, à l'aide de kilomètres de tuyaux, de faire voyager de petites capsules poussées par de l'air comprimé. Les tubes de sang arrivent ainsi au laboratoire en quelques secondes, sans avoir besoin pour l'infirmier de quitter le service. En arrivant devant le pneumatique, Enzo constate qu'une capsule est toujours dans le système, et qu'elle n'est pas partie. Des tubes de sang se trouvent à l'intérieur et n'ont jamais pris le chemin du laboratoire. Le liquide rouge a coagulé et n'est donc plus analysable... Ce qui veut dire qu'une collègue infirmière va devoir annoncer à son patient qu'elle est obligée de lui refaire la prise de sang. Énervé, Enzo retire la capsule de sa collègue et en insère une autre avec les tubes qu'il a prélevés quelques minutes plus tôt. Dix secondes passent, puis vingt, puis trente ; la capsule ne bouge pas, rien ne se passe.

— Qu'est-ce que c'est que ce bordel encore ? Y'a jamais rien qui marche ici ! crie Enzo en tapant sur le côté du dispositif en panne.

Ce pneumatique est un dispositif très ingénieux et très pratique, mais faute d'investissements financiers dans son entretien et sa modernisation, il est souvent en panne. Il faut alors quitter le service, traverser une partie de l'hôpital, descendre les escaliers, et déposer soi-même les tubes de sang et autres analyses au laboratoire. Sachant que le sang coagule vite, il ne faut pas attendre pour déposer les tubes. Enzo va donc perdre un bon quart d'heure de marche à chaque analyse.

Martine arrive, et invite Joël et Enzo à la rejoindre en salle de détente avec Gao et d'autres collègues, pour prendre une petite pause bien méritée.

— Vous venez les garçons ? Faut profiter que c'est calme pour manger la raclette !

Elle a, comme à son habitude, installé une belle table pour le repas de Noël. Chacun a ramené des pommes de terre, du fromage, de la charcuterie ou des boissons. La raclette promet d'être bonne et conviviale. Elle compensera la pauvreté de la collation fournie par l'hôpital. Les infâmes pâtes au surimi que l'hôpital fait manger au personnel au moins deux fois par semaine n'arriveront pas à la cheville de la raclette de Martine. Pour le moment, c'est l'heure de l'apéritif, et les bouteilles de soda disputent leur place sur la petite table aux sachets de chips et de cacahuètes. Les paquets de bonbons de toutes les couleurs se mêlent aux quiches et tartes faites par certaines collègues. Les bouteilles et les emballages de nourriture salée ou sucrée recouvrent la table et remplissent le réfrigérateur. La soirée promet d'être bonne, les collègues et amis se réjouissent à cette idée.

Un café, une madeleine, une bonne discussion avec ses collègues ; il est maintenant temps pour Enzo de retourner s'occuper de ses patients. En arrivant devant la chambre n°12, Enzo voit une famille qui s'apprête à rentrer sans mettre de tenue de protection. Le patient de cette chambre est en isolement, car il est porteur d'une BHR, une bactérie hautement résistante aux antibiotiques et contagieuse. Toutes les personnes entrant dans sa chambre, personnel comme famille, doivent revêtir une surblouse de protection et mettre des gants pour ne pas se contaminer. Enzo se précipite donc auprès de la famille et leur rappelle les consignes indiquées sur la pancarte d'isolement. Cette pancarte de couleur est affichée sur la porte de la chambre, et explique l'ensemble des dispositions à prendre à l'entrée ou à la sortie. Un portique se trouve juste à côté de la porte, avec des surblouses, des gants et de la solution hydroalcoolique. Les bactéries multirésistantes créées par les hôpitaux sont très agressives et très difficiles à soigner. Enzo sait donc qu'il est important de faire le maximum pour qu'elles n'arrivent pas au domicile des familles ou dans les transports en commun. Tenue de protection et lavage des mains à la sortie de la chambre sont indispensables à la limitation de la propagation. Pourtant, après que la famille soit entrée dans la chambre, Martine vient voir Enzo et lui explique la nouvelle règle du service.

— Dis donc mon Zozo, t'as pas eu l'info pour les isolements ? Ils ne concernent plus les familles.

— C'est quoi encore cette nouvelle idée stupide ? répond Enzo. Les BHR ne se posent que sur les infirmiers et les aides-soignants ? Elles ont peur des visiteurs et ne les approchent pas ? lance Enzo très remonté.

— Non, c'est encore pour des histoires de coûts. Ça revient trop cher d'habiller la totalité des visiteurs.

Enzo n'en revient pas. L'administration a encore eu une idée stupide pour faire des économies. Dorénavant, lorsque les familles iront voir leurs proches, elles pourront se contaminer sur les vêtements du malade, sur la literie, ou sur le mobilier. Elles pourront ensuite transmettre l'ensemble des microbes aux gens autour d'elles, aux soignants et donc aux autres patients. *Quelle grande idée !* songe l'infirmier décontenancé.

À 20 heures, alors qu'Enzo et ses collègues allaient passer à table, le téléphone sonne et Martine décroche le combiné. C'est l'administratrice de garde qui veut parler à un infirmier. Enzo prend l'appel.

— Bonsoir madame, que puis-je faire pour vous ?

— Bonsoir. Une de vos collègues de nuit est malade et ne pourra donc pas venir ce soir. J'ai personne de disponible au pool et je ne peux déplacer aucune infirmière d'un autre service. Vous allez devoir téléphoner à vos collègues pour en trouver une qui peut venir travailler cette nuit.

— Mais c'est Noël ! répond Enzo. Comment voulez-vous que je trouve quelqu'un qui ait envie de venir travailler dans une heure et demie ?

— Ce n'est pas mon problème ! Si vous ne trouvez personne, vous devrez rester cette nuit, jusqu'à demain matin, pour remplacer votre collègue manquante !

Le pool est le service qui regroupe le personnel de remplacement de l'hôpital. Ses effectifs sont réduits comme peau de chagrin, année après année. Difficulté supplémentaire, ses infirmières refusent souvent de remplacer aux soins intensifs car le service leur fait peur.

Enzo sait que la continuité des soins lui interdit de partir tant que sa relève de nuit n'est pas arrivée, mais là, le soir de Noël, c'est difficile à entendre ! Il passe une dizaine de coups de fil, mais comme il le craignait, les rares personnes qui décrochent n'ont aucune intention de venir passer Noël à l'hôpital. Celles qui ne sont pas en province pour les vacances ont prévu de dîner en famille et de faire la fête. Enzo commence franchement à s'inquiéter. Il a même appelé Ludivine pour lui dire qu'il ne rentrerait peut-être pas ce soir.

À 21 h 15, les premières infirmières de nuit commencent à arriver. Enzo leur apprend l'absence de leur collègue et leur demande si elles n'auraient pas des idées d'autres personnes à appeler. La journée a été longue et les yeux commencent à piquer. Le dos fait mal et Enzo sent le bâillement qui s'approche. Les dix heures de garde supplémentaires vont être difficiles !

À 22 heures, alors que l'ensemble des personnels de jour sont partis, et qu'Enzo commence à organiser son travail supplémentaire, une infirmière de nuit de cardiologie apparaît dans le service.

— Salut Enzo ! On m'a dit que tu cherchais quelqu'un pour remplacer Claire ? Si tu cherches toujours, je suis disponible et j'ai besoin d'argent. Quelques heures supplémentaires seraient les bienvenues.

Enzo, soulagé, sourit et remercie chaleureusement sa collègue. Il va tout de même pouvoir rentrer chez lui et passer la nuit de Noël avec Ludivine et ses filles.

À 23 h 30, lorsqu'il arrive à la maison, personne n'est là pour l'accueillir, tout le monde dort. Il monte donc directement à l'étage en prenant grand soin de faire grincer le moins possible les marches du vieil escalier en bois. La chambre est plongée dans l'obscurité et Ludivine dort à poings fermés, alors Enzo se glisse silencieusement dans le lit en pensant à la collègue qui a pris sa relève et qui est donc en train de travailler. Il sombre presque aussitôt dans un sommeil réparateur et bien mérité.

20
À armes inégales

Après avoir passé vingt ans chez les pompiers volontaires et six aux soins intensifs, Enzo a accumulé beaucoup d'expérience de la vie. Il sait à quel point elle est fragile et précieuse. Il a vu tant de vies brisées par des actions stupides et des décisions prises à la hâte, qu'il est peut-être devenu trop prudent. Sa passion des motos hypersportives et des voitures surpuissantes l'a conduit trop souvent à l'hôpital, mais jamais à cause de son style de conduite. Il a eu des accidents plus ou moins graves, causés par du verglas, des problèmes de santé, ou des erreurs d'autres conducteurs. Mais il n'a jamais détérioré sa voiture, sa moto, ou sa propre santé en raison de fautes émanent de lui-même. Sa vie est à l'image de sa conduite, trop prudente. Il lui est impossible de prendre un crédit, de placer son argent en bourse, ou d'aller en vacances dans un pays instable. Il emmène donc cette philosophie au travail, où il va constamment chercher à limiter les risques, pour ses hommes, ses patients, et lui-même. À l'hôpital, il vérifie toujours au moins cinq ou six fois la concordance entre les prescriptions des médecins et ce qu'il administre réellement aux patients. Chez les pompiers, il préfère toujours prendre plus de précautions que nécessaire, quitte à rallonger la durée des interventions, au grand dam de sa hiérarchie. Sa garde d'aujourd'hui sera donc, comme d'habitude, marquée par la prudence.

Enzo et ses hommes sont assis dans leur engin de secours à victimes. Le camion file à toute allure dans les rues sombres de la ville. Il est 22 heures passées, et la nuit est déjà tombée depuis plusieurs heures. À cette heure tardive, la sirène du deux-tons et les gyrophares bleus sont largement suffisants pour permettre l'avancée rapide de l'équipage vers son lieu d'intervention. Les grandes artères sont dégagées, la circulation est fluide, et le chef d'agrès se concentre donc sur les consignes qu'il donne à ses hommes avant d'arriver sur place.

— Vous avez l'habitude, vous prenez la primaire, le sac O_2, le DSA et la chaise ! dit Enzo à ses hommes d'un ton énergique.

— Tu veux qu'on prenne une deuxième bouteille ? Celle-là est à moitié vide, répond Alexandre.

— Non, on en monte une et on verra bien sur place si y a vraiment besoin. Par contre, vous traînez pas pour les constantes !

Un homme de 80 ans a une douleur dans la poitrine, et il a des antécédents d'infarctus du myocarde. Enzo devra donc avoir rapidement l'ensemble des informations nécessaires à la prise en charge du vieil homme. Son état sera-t-il compatible avec un transport non médicalisé pompier, ou Enzo devra-t-il demander le renfort d'une équipe du SAMU ?

Le camion rouge tourne sur sa droite et s'engage dans la petite rue indiquée lors de l'appel au 18. Il faut maintenant trouver le numéro 136. Après une vingtaine de mètres, alors qu'ils sont encore au début de la rue, Enzo aperçoit des barrières de travaux barrant l'autre bout de la ruelle. Un chantier public est en cours et personne n'a jugé bon d'informer les pompiers que la voie était devenue impraticable.

— Tu recules jusqu'au boulevard et on va passer par l'autre côté, dit Enzo à son conducteur.

— D'accord chef, mais j'vais galérer avec les bagnoles garées partout ! répond Sébastien.

Il n'y a pas de temps à perdre, alors ils vont faire le tour du pâté de maisons et re-rentrer dans la rue par l'autre bout. Enzo surveille le côté droit du camion, pendant que Sébastien garde les yeux fixés sur le rétroviseur gauche. La rue est très étroite, et les véhicules garés à moitié sur le trottoir et à moitié sur la rue ne simplifient pas le travail des deux hommes. Les rétroviseurs de l'engin pompier passent juste au-dessus des véhicules stationnés, mais ceux des voitures mal garées ne passent pas à plus de deux ou trois centimètres de la carrosserie du camion. Sébastien a l'habitude des marches arrière, et connaît parfaitement le gabarit de son engin ; mais de nuit, dans une ruelle aussi étroite, et avec le stress de perdre du temps en faisant tout le tour du quartier, l'erreur peut vite arriver…

Il ne reste plus qu'une dizaine de mètres avant de sortir de cette petite rue et de retrouver le boulevard, beaucoup plus large et accueillant. C'est à ce moment qu'Enzo entend un bruit à l'arrière du camion, lui faisant craindre que celui-ci ait touché un véhicule en stationnement. Il demande alors à Sébastien de s'arrêter, et les deux hommes descendent pour faire le tour de leur engin et des voitures autour, à la recherche d'une trace d'impact.

— Regarde, c'est la poubelle, je l'ai poussée un peu ! montre Sébastien rassuré.

— Super, on y va ! dit Enzo en faisant demi-tour vers le Master rouge.

Il est temps de remonter dans le VSAV, et de reprendre la route vers leur future victime ayant une douleur dans la poitrine. Portière fermée, mais fenêtre ouverte pour regarder sur le côté, le chef d'agrès entend des cris venant du pavillon le plus proche. Un homme est sorti de chez lui et se trouve devant sa porte d'entrée, hurlant en direction des pompiers.

— Bande d'enfoirés, vous avez bousillé ma caisse ! hurle l'homme depuis le haut de son escalier.

— Non monsieur, nous nous sommes arrêtés uniquement pour vérifier, et il n'y a absolument rien, répond Enzo.

— Vous avez intérêt à avoir un constat dans votre camion pourri ! Vous allez pas vous en sortir comme ça !

— Monsieur, il n'y a rien sur votre voiture, on l'a même pas touchée. On est pressés, on part en intervention, et on va pas rester pour remplir un constat inutile avec une poubelle !

Enzo sent que la situation se complique et que l'homme n'a pas l'intention d'en rester là, il prend donc sa radio pour demander à la régulation d'envoyer une autre équipe pour le remplacer sur son intervention. Il aura ainsi plus de temps pour discuter avec cet homme énervé, et lui prouver qu'il n'y a pas eu d'accident.

— Dis-donc connard, tu m'as entendu ?

L'homme, pensant que le pompier l'ignore, s'énerve de plus en plus et commence à devenir réellement agressif. Alors qu'Enzo est toujours à la radio pour demander à être remplacé sur son intervention, l'homme monte encore d'un ton et commence à menacer les pompiers.

— Vous allez voir bande de cons ! Je vais aller chercher mon fusil et on va voir qui aura le dernier mot ! lance l'homme depuis le haut de son escalier, avant de rentrer dans son pavillon.

Il a hurlé tellement fort, que même l'opérateur de la régulation l'a entendu à travers la radio. Celui-ci informe donc Enzo qu'il envoie immédiatement la police en renfort.

— Seb, Alex, vous restez là et vous bougez pas !

Le chef d'agrès va essayer de raisonner le forcené. La petite ruelle se trouve dans un quartier pavillonnaire, mais celui-ci borde une des cités les plus dangereuses de la région. Enzo voudrait donc éviter que la situation ne dégénère plus et qu'elle se transforme en bataille rangée avec les jeunes du quartier voisin. Le pompier est dans la rue, sur le trottoir, et il sonne au portail de l'homme qui les menace.

— Monsieur ! Vous êtes là ? Je viens discuter, fait Enzo d'une voix calme.

Il entend l'homme vociférer à l'intérieur de son pavillon, mais ne comprend pas ce qu'il dit. Au même moment, il commence à entendre dans le lointain les sirènes des voitures de police qui se rapprochent.

Le téléphone portable d'Enzo sonne dans sa poche, ce doit être la régulation qui veut avoir plus d'informations sur la situation. Il saisit l'appareil et va pour le mettre à l'oreille, lorsqu'il aperçoit trois silhouettes qui courent vers lui dans la ruelle sombre. Elles viennent de la direction de la cité et Enzo commence à douter que la police sera suffisamment rapide pour éviter que la situation ne tourne au drame. Les silhouettes se précisent à mesure qu'elles se rapprochent et Enzo distingue maintenant trois hommes d'apparence imposante. Ils sont habillés de jeans et de survêtements, et courent trop vite au goût d'Enzo. Les trois hommes viennent de la partie en travaux de la rue et ont apparemment envie de se joindre à la situation déjà compliquée. Ils ne sont plus qu'à une dizaine de mètre d'Enzo, ce dernier décide donc de courir vers son camion pour se mettre à l'abri avec ses hommes. Alors qu'il allait monter sur le marchepied pour ouvrir la portière, Enzo voit quelque chose qui le rassure immédiatement. De concert, les trois hommes qui courent vers lui mettent la main dans leur poche et en sorte des brassards siglés police. Ce sont probablement des agents de la BAC, la Brigade Anticriminalité, qui ont été envoyés en urgence par leur régulation.

— Salut les gars ! Ça fait plaisir de vous voir ! dit Enzo d'une voix soulagée.

— Y parait qu't'as des problèmes avec un voisin ? répond l'un des policiers.

— Ouais, il pense qu'on a abîmé sa voiture avec le camion et il a dit qu'il partait chercher une arme !

— OK ! Tu restes derrière avec tes gars et tu nous laisses gérer !

Au moment où les trois policiers partent vers le pavillon, une voiture entre en trombe dans la ruelle. C'est une unité de police secours, avec quatre hommes à son bord. Quelques secondes plus tard, une deuxième voiture entre dans la rue avec gyrophare sur le toit et sirène hurlante. C'est le véhicule banalisé dans lequel se trouvaient les trois hommes de la BAC. Ceux-ci ont dû finir le chemin à pied, à cause des travaux bloquant la rue. Il y a maintenant sur place huit policiers, armés, gantés, et bien décidés à maitriser le forcené. L'homme n'est pas encore ressorti de sa maison, mais les agents l'entendent hurler à l'intérieur. Sébastien et Alexandre sortent du camion au moment où un véhicule de la police municipale arrive à son tour, toutes sirènes hurlantes. Quatre agents de plus viennent apporter leur aide aux secours déjà sur place.

Cela fait presque cinq minutes que l'homme est rentré chez lui et qu'Enzo n'a plus de nouvelles. Le gradé de la BAC interroge donc le chef d'agrès pour comprendre ce qu'il s'est passé. Au même moment, les deux voitures de l'officier de garde des pompiers et de l'OPJ, l'officier de police judiciaire, finissent de remplir ce qu'il restait de place dans la rue. C'est là que le forcené se décide à sortir de chez lui. Il est toujours aussi énervé et le fusil qu'il tient dans les mains n'a rien d'un jouet.

— Jette ton arme ! Mets les mains sur la tête et couche toi à terre ! dit un policier, le visant avec son arme de service.

Alors qu'il découvre les nombreux gyrophares bleus éclairant sa ruelle, plusieurs policiers sont déjà en train de le pointer avec leurs SIG-Sauer. L'homme, pris de court, est saisi par la situation. La bouche ouverte et les yeux écarquillés, il laisse son fusil tomber à terre et regarde la dizaine de pistolets pointés vers lui, incapable de sortir un son. Quatre policiers courent dans sa direction pour le menotter, pendant que leurs collègues continuent de pointer le forcené avec leurs armes.

La situation est figée et sécurisée. L'homme est toujours en haut de son escalier, mais il est assis sur une marche, les mains menottées dans le dos, et un policier de chaque côté pour l'empêcher de bouger. L'OPJ et l'officier de garde pompier sont avec Enzo et ses hommes, pour essayer de comprendre comment la situation a pu dégénérer ainsi. Le chef d'agrès raconte alors avec moult détails, le déroulement des événements. La marche arrière, le bruit, la discussion mouvementée avec l'homme, puis ses menaces de faire usage d'une arme. L'OPJ vérifie l'absence de trace de choc sur les différents véhicules, puis libère tous les pompiers présents. Il a suffisamment d'éléments pour comprendre de manière certaine qu'Enzo et ses hommes ne sont en rien responsables de la situation. L'officier de garde pompier demande alors à l'ensemble des soldats du feu de le suivre jusqu'au CS, afin de débriefer les événements.

Sur la route du retour, Enzo est toujours sous l'influence de l'adrénaline sécrétée une demi-heure plus tôt. Il revoit inlassablement dans sa tête les moindres détails de ce qu'il s'est passé. De simples travaux de voirie ont entrainé une succession d'événements qui auraient pu se terminer en drame. Qu'est-ce qui a pu amener cet homme à prendre une arme pour menacer des pompiers ? Comment un incident aussi bénin a-t-il pu mettre en danger la liberté de cet homme et la vie de trois pompiers ?

Une fois arrivé au CS, l'officier de garde réunit dans la salle principale l'ensemble des pompiers présents. Il y a aussi bien Enzo et ses hommes, que les autres équipages de garde de cette nuit. Tous écoutent attentivement et silencieusement les paroles du capitaine. Ils ont tous la même réflexion sur ce qu'il s'est passé. Ils ont volontairement choisi d'assouvir leur passion en mettant régulièrement leur vie en danger pour sauver celles des autres. Il leur semble normal de prendre des risques en entrant dans une maison en feu ou de se suspendre au-dessus du vide pour atteindre une personne en péril dans les étages d'un immeuble. Il est normal de se mettre en danger en roulant à tombeau ouvert pour arriver rapidement sur les lieux d'une intervention, ou de travailler à quelques centimètres des camions roulant à vive allure sur l'autoroute où vient de se produire un accident. Il est en revanche inconcevable que les personnels des services de secours soient menacés avec des armes, ou qu'ils reçoivent des projectiles jetés par les fenêtres des immeubles dans lesquels ils interviennent... Enzo se souvient de la nuit où il était le conducteur d'un engin intervenu dans un quartier difficile. Il était resté dans le camion pour le surveiller, et un réfrigérateur avait atterri sur le toit de l'engin, traversant la tôle et dévastant l'ensemble de la cellule arrière. Enzo, qui était resté au volant, n'avait pas été blessé, mais il avait eu la peur de sa vie. Combien de fois a-t-il vu et entendu des bouteilles en verre exploser à quelques mètres, alors qu'il marchait au pied d'une barre d'immeuble ?

La société est devenue de plus en plus violente, et les uniformes sont aujourd'hui des cibles. Que les gens soient pompiers, policiers, gendarmes, secouristes bénévoles, ou bien du SAMU, ils doivent faire de plus en plus attention. Il est devenu impensable de rentrer dans certains quartiers avec les gyrophares allumés. Les deux-tons sont coupés suffisamment longtemps avant d'arriver pour ne pas attirer l'attention des personnes mal intentionnées.

Le capitaine rappelle donc à tout le monde qu'il faut bien sûr prendre des précautions adaptées aux lieux d'interventions, mais qu'il faut aussi pouvoir sauver des vies dans tous les quartiers.

— L'immense majorité des personnes vivant dans ces zones de non-droit sont des gens bien, et ils devraient avoir les mêmes services de secours que les autres ! Ils ne vivent souvent pas là par choix, mais par obligation ! Nous devons effectuer notre travail de la même manière chaque jour, avec chaque victime. Quels que soient son niveau social, sa couleur, sa religion ou son âge. Notre métier est difficile, mais c'est le plus beau métier du monde !

Les pompiers sont silencieux. Ils écoutent leur capitaine et boivent ses paroles en se disant qu'ils ont vraiment un bon officier.

Enzo, lui, est dans ses pensées et songe que ce n'est encore pas passé loin de la catastrophe. Ce soir, il a choisi de se mettre indisponible pour son intervention et a préféré prendre le temps du dialogue. Sa stratégie, associée à la réactivité de la régulation, a probablement permis d'éviter une escalade de la violence. Il continuera donc à soigner tout le monde de la même manière, mais aussi à faire passer la sécurité des victimes, de ses hommes et de lui-même, avant les demandes permanentes de la hiérarchie de raccourcir les durées d'intervention au détriment des précautions de base…

21

Juste merci

Durant ses huit ans de travail au sein des soins intensifs, Enzo a eu la chance de rencontrer un nombre incalculable de personnes, et surtout de personnalités. La vie est enrichie par les rencontres et les expériences de toutes sortes, qu'elles soient positives ou négatives. Que serait celle d'Enzo, s'il était seul sur une île déserte, ou prisonnier de son corps, sans la moindre sensation, piégé par un locked-in syndrome ? Au lieu de cela, il a eu le privilège de rencontrer des personnes plus intéressantes, voire attachantes, les unes que les autres.

Le Pr Griffon est un bon exemple des personnes qu'il est intéressant de rencontrer, et ce à plusieurs titres. Il est probablement le médecin extérieur aux soins intensifs à avoir apporté le plus de problèmes et de complications aux patients d'Enzo. Il est redouté de nombreux personnels médicaux et paramédicaux, pour de nombreuses raisons. Mais il touche Enzo. C'est un petit bonhomme d'âge avancé, au physique ne faisant envier personne, mais sous sa carapace de praticien sûr de lui, sommeille probablement une personne plus fragile. Enzo pense que le Pr Griffon est loin d'être stupide, et qu'il se rend très bien compte que ses nombreux échecs médicaux le font passer aux yeux de beaucoup pour le vilain petit canard. Il se cache derrière l'apparence qu'il se donne, armé d'une excellente pédagogie avec les jeunes médecins qui boivent ses paroles. Mais à la première urgence vitale sur l'un de ses patients au bloc, il passe la main, sous prétexte de former les nouveaux, alors qu'il est en fait incapable de gérer correctement les situations de crise. Il ne se rend peut-être pas compte de cette faille dans son armure, mais elle semble évidente aux yeux d'Enzo.

Le Dr Menard est lui aussi une illustration des rencontres enrichissantes qu'il est possible de faire à l'hôpital. Il est, sur bien des aspects, à l'opposé du Pr Griffon. C'est un médecin sûr de lui en toute occasion. Il n'est pas médiatique comme son collègue, et ne réussit donc pas à monter les échelons de la même manière, mais ses compétences sont indéniables. Quelles que soient les circonstances, il est toujours posé et efficace. Que la situation soit à la discussion tranquille avec un personnel paramédical, ou à la réanimation d'un patient gravissime, son flegme est toujours le même. Lorsque la place de médecin chef du pôle lui a été refusée, plutôt que de partir en guerre contre ses collègues, il a préféré quitter l'hôpital, et faire profiter une autre structure de son immense talent, ce que certains avaient alors pris pour une fuite…

Le temps travaillé avec Viviane a aussi été une expérience enrichissante pour Enzo. Il a pu l'observer durant des années, et a étonnamment beaucoup appris d'elle. Elle ne lui aura pas appris à poser une perfusion, faire une prise de sang ou un pansement, mais au contraire, lui aura montré tout ce qu'il ne faut pas faire. Enzo a évité beaucoup d'erreurs en voyant Viviane les commettre elle-même ! Que cela soit sur le plan technique, humain ou organisationnel, la vieille bipolaire, cougar, nymphomane et alcoolique aura probablement fait toutes les erreurs qu'Enzo devait et voulait éviter.

Cela fait quelques années que Viviane n'est plus là pour montrer au jeune infirmier la voie à ne pas suivre. Malheureusement pour elle, et heureusement pour les patients, elle a fait la « boulette » de trop, celle qui aura mis fin à sa carrière d'infirmière. Après trop de problèmes relationnels avec ses collègues et l'encadrement, Viviane a été mutée dans un service voisin. Les choses n'allant pas mieux dans cette nouvelle unité, elle a ensuite été rapidement transférée dans un troisième endroit, où elle a commis une grosse faute professionnelle. À la suite de cela, l'hôpital l'a renvoyée chez elle, où elle est depuis en longue maladie…

Jean-Philippe, le cadre des soins intensifs, est depuis quelques années accompagné dans sa tâche par une nouvelle cadre fraîchement sortie de l'école. Ils se sont réparti les activités dans le service. Jean-Philippe encadre les infirmiers, et Sylvie s'occupe des aides-soignants. Avec les années, Enzo a appris à cerner les caractères de ces deux personnes.

Jean-Philippe lui a semblé honnête et équitable les premiers temps, puis Enzo s'est rapidement rendu compte que ce n'était qu'une façade. Le vieux cadre, à quelques mois de la retraite, fuit toujours autant les conflits et les désaccords. Il va passer 364 jours de l'année à traiter Enzo courtoisement, voire amicalement, mais une fois par an, le jour de l'évaluation annuelle, il vide son sac, et annonce à Enzo tout ce qui ne va pas. Il y a quelques semaines, en discutant avec une personne bien placée, Enzo a eu la confirmation que Jean-Philippe parlait de lui dans son dos, et jamais de façon positive. Il a même été raconter qu'Enzo n'était pas « digne » d'être infirmier. Depuis ce jour-là, quelque chose s'est cassé. L'infirmier n'a plus aucune confiance dans son cadre, et attend juste que celui-ci parte à la retraite. Pour ce qui est de Sylvie, la situation est inversée : certes, Enzo et elle ne s'apprécient pas, mais il sait qu'au moins elle dit ce qu'elle pense. Lorsqu'elle est arrivée, elle a voulu tout révolutionner dans le service pour le mettre à son image. Elle a remis en question des habitudes et une organisation qui fonctionnaient très bien depuis des années. Elle s'est rapidement mise à dos l'ensemble du personnel paramédical, et même certains médecins. Aujourd'hui encore, les collègues ne l'apprécient pas et elle est incapable de faire correctement un planning, ou de faire confiance à ses subordonnés. Elle ne voit pas le travail de cadre comme une tâche de management, mais plutôt comme celui d'une pionne de collège, toujours à l'affût des petites erreurs pour tomber sur les collègues. Elle est malhonnête dans sa gestion administrative et quotidienne du personnel, mais elle semble honnête dans ses propos. Elle est froide et directive, mais elle dit ce qu'elle pense, quand elle le pense. Si elle savait faire passer le bien du service et de son personnel avant ses propres intérêts et les demandes de la direction, elle pourrait faire une excellente cadre pour les soins intensifs !

L'équipe paramédicale des soins intensifs est une grande famille, dans laquelle Enzo a trouvé sa place au fil des années. Les caractères forts des infirmiers et aides-soignants du service sont souvent un frein aux bonnes relations avec les autres professionnels de santé de l'hôpital, mais parallèlement à cela, le sérieux et la rigueur des collègues d'Enzo sont reconnus par la plupart des médecins. Après avoir passé huit ans à travailler huit heures par jour plus les week-ends et les jours fériés avec ses collègues, Enzo en considère maintenant certains comme des amis. Martine, Joël et Gao lui auront appris beaucoup plus sur son travail et sur la vie, que les années passées en formation, les livres et les évaluations. Les moments difficiles, comme les instants de joie et de rigolade, auront tissé entre les quatre compères des liens d'amitié forts et durables.

Les rencontres riches ne se font pas qu'à l'intérieur du cercle des collègues. Certains patients et familles resteront probablement pour toujours dans les souvenirs d'Enzo. Le mois dernier, dans la salle de repos, Jean-Philippe a affiché une carte envoyée par le fils d'un patient :

> *Merci à tous pour votre travail et votre accompagnement dans ces moments difficiles. Votre professionnalisme et votre humanité ont été notre béquille durant ces jours*

> *terribles. Merci aux aides-soignantes pour leur douceur et leur écoute dans les moments difficiles. Merci aux médecins qui ont fait leur maximum pour permettre à mon père de franchir cette étape difficile. Merci aux infirmiers, qui ont pris soins de mon père de jour comme de nuit, les week-ends comme les jours fériés, avec compétence et empathie. Merci à tout le personnel de ce merveilleux service. Signé Christophe Magné, fils de Pierre Magné.*

M. Magné était décédé dans le service quelques jours auparavant, après y avoir séjourné plusieurs semaines.

C'est ce genre d'attention qui permet à Enzo et ses collègues de trouver, encore et encore, la motivation pour soigner les gens dans des conditions de plus en plus difficiles. Les chocolats et les bonbons, que les familles apportent parfois dans le service, sont une très bonne preuve de la reconnaissance pour le travail du personnel. Mais lorsqu'Enzo a la chance de pouvoir lire des cartes de remerciement aussi touchantes, rédigées par des personnes dont les proches sont décédés dans son service, il se sent pousser des ailes.

Cet après-midi, alors qu'Enzo est en train de s'occuper d'un de ses patients, il prend l'envie à celui-ci de vider son sac.

— Vous voyez Enzo, commence le patient, cela fait presque une semaine que je suis hospitalisé dans votre service, et j'ai eu le temps d'observer le travail du personnel qui s'occupe de moi. Le médecin est génial, il a diagnostiqué mon problème dès mon arrivée, et son traitement a l'air de bien fonctionner. Le cadre du service passe chaque matin pour s'assurer que mon séjour se passe bien, et que je n'ai pas de problème. Mais ces gens ne sont pas là pour s'occuper de moi toute la journée. J'ai vu le médecin moins de dix minutes à mon arrivée, et moins de deux minutes, le matin, au moment de la visite. Le cadre, lui, je le vois moins d'une minute par jour, et il donne l'impression de ne faire cela que parce que la direction le lui demande. En revanche, les infirmiers et les aides-soignants sont toujours là pour m'écouter, me réconforter, et pour m'aider lorsque j'ai des soucis. Enzo, vous vous occupez de moi depuis déjà quatre jours, et je suis toujours content lorsque je vous vois entrer dans ma chambre. Vous savez ce que vous faites, et vous le faites bien. Vous êtes calme, rassurant, doux et gentil.

À ces mots, Enzo est très touché, il ne sait plus où se mettre, ni que répondre. Comment faire comprendre à cet homme que ses paroles sont un réconfort qui n'a pas de prix ? L'infirmier, gonflé à bloc, remercie chaleureusement son patient, et échange avec lui une longue poignée de main. Enzo ne pourra pas accélérer l'action des médicaments. Il ne pourra pas supprimer la douleur causée par les soins qu'il fait au patient. Il ne pourra pas améliorer les plateaux repas, ni installer de téléviseur dans la chambre. Le seul moyen qu'il a de montrer sa gratitude passe par une poignée de main et des remerciements.

Lorsqu'il ressort de la chambre, Enzo est pensif. Il se demande s'il mérite réellement ces commentaires élogieux. Il devra passer le reste de sa garde à prouver à son patient qu'il a raison, et être irréprochable. Avec l'aide-soignant, l'infirmier est la personne qui passe le plus de temps auprès des patients. Par ses actions et son comportement, il détermine le devenir des personnes hospitalisées. Dans un service comme les soins intensifs, les patients sont extrêmement dépendants des soignants. Ils ne peuvent pas sortir de leur lit, ne peuvent pas aller aux WC ou faire leur toilette seuls. Ils ne peuvent pas allumer ou éteindre la lumière, ni ouvrir ou fermer les volets. Ils sont dépendants du bon vouloir des soignants qui s'occupent d'eux. Enzo a donc souvent de longues discussions avec ses malades. Il passe beaucoup de temps, lorsque le travail le lui permet, à parler de choses et d'autres avec les personnes qu'il soigne. Lorsque les gens lui font des compliments, il leur dit à chaque fois la même chose :

— Je suis avec vous, comme vous êtes avec moi !

À l'hôpital, comme dans le reste de la société, la plupart des gens sont respectueux et bienveillants. Mais la nature humaine étant ce qu'elle est, les gens ont malheureusement tendance à ne se souvenir que des personnes qui leur ont causé des problèmes.

La journée avance à son rythme, et Enzo profite d'une demi-heure de temps-mort pour aller faire le plein de ses chariots de soins. Lorsqu'il arrive devant la réserve de matériel, il voit un homme d'une quarantaine d'années qui attend dans le couloir. La salle d'attente du service se trouvant collée à la réserve, de nombreuses personnes attendent à cet endroit qu'un médecin ou un infirmier vienne les voir pour leur donner des nouvelles d'un proche. Au départ, Enzo ne prête donc pas attention à cet homme qui le regarde travailler. Après avoir passé un bon quart d'heure à remplir ses deux premiers chariots, l'infirmier constate que l'homme est toujours devant la réserve, observant attentivement son travail, mais ne disant rien. Intrigué par cet observateur, Enzo entame la conversation, et demande à l'homme s'il peut l'aider ou le renseigner. Sa réponse restera à jamais gravée dans la mémoire d'Enzo.

— Vous ne vous rappelez pas de moi, je le vois sur votre visage, dit l'homme avec un petit sourire en coin.

L'infirmier a beau réfléchir et essayer de toutes ses forces de se souvenir, rien ne vient. Le visage et la voix de cet homme ne lui sont pas familiers.

— Je suis désolé monsieur, mais je ne vois vraiment pas. Vous étiez un patient du service ? demande Enzo.

— Oui, et vous vous êtes occupé de moi, mais cela fait un certain temps ! répond le visiteur.

— Vous savez monsieur, aux soins intensifs, les patients ne restent que très peu de temps, et ils changent constamment. Je dois soigner plus de cinquante personnes différentes chaque mois. Je suis désolé mais j'ai beau essayer de me souvenir, votre visage ne me dit rien.

— J'ai été hospitalisé dans votre service, cela fait presque huit ans. Vous vous étiez occupé de moi durant une dizaine de jours. J'ai gardé un souvenir exceptionnel de vous. Vous aviez l'air de débuter, mais vos compétences et votre soutien m'ont permis de passer au travers de cette épreuve difficile. J'ai aujourd'hui pu me remettre totalement de ma maladie, et je tenais à venir remercier Enzo, l'infirmier qui m'avait tenu à bout de bras alors que je pensais que j'allais mourir. Je voulais juste vous dire merci. Merci d'avoir été là pour moi, merci de m'avoir probablement sauvé la vie.

Enzo n'en revient pas. Cet homme se souvient de lui, alors qu'il ne l'a pas vu depuis huit ans. Il voulait tellement témoigner sa reconnaissance à son infirmier qu'il a pris la peine de traverser la ville pour venir dans le service. Il n'avait pourtant aucune certitude qu'Enzo serait toujours là, et encore moins qu'il travaillerait cet après-midi.

Un jour comme aujourd'hui, Enzo efface de sa tête tous les problèmes de l'année. Les disputes futiles, les plannings mal faits, le salaire misérable, les conditions de travail épouvantables... Des jours comme celui-là justifient tous les sacrifices qu'il a consentis depuis tant d'années ; les pleurs et le découragement pendant sa formation, la douleur et la fatigue pendant sa carrière. Enzo n'a ni le salaire, ni la reconnaissance sociale des médecins. Il n'a ni le prestige, ni l'autorité des membres de la direction ou de l'encadrement. À la place de tout cela, il a le bonheur de recevoir les remerciements et la gratitude des personnes qu'il a soignées, ou de leurs proches.

Comment expliquer la sensation ressentie par Enzo lorsqu'il sauve la vie de quelqu'un, à l'hôpital, ou durant une intervention en tant que pompier ? Comment expliquer le sentiment qui l'envahit, lorsqu'il vient de perdre un de ses patients, mais que la famille le remercie tout de même chaleureusement, parce qu'il a fait tout ce qu'il a pu ? Enzo se sent chanceux de pouvoir exercer ses deux passions comme travail et comme hobby. Infirmier et pompier lui semblent être les deux plus beaux métiers du monde...

22

Nos chers patients

Et voilà ! Ça recommence ! songe Enzo, furieux.

Lorsqu'il arrive dans le couloir donnant accès au local où se trouve son vestiaire, il se retrouve face à une immense flaque d'eau. Le liquide teinté de jaune et de marron ne laisse pas trop de doute à l'infirmier ; la fuite ne doit pas venir d'un robinet de lavabo. L'immense marre nauséabonde s'étend de l'entrée du service de cardiologie, jusqu'au couloir principal, en passant par la porte d'entrée du vestiaire. Enzo n'a pas le choix, il doit la traverser pour pouvoir aller revêtir sa blouse blanche. Une fois dans le local du vestiaire, il se rend compte que la totalité de la pièce est noyée sous une eau dont l'odeur lui rappelle ses pires interventions en tant que pompier. L'image associée à l'effluve lui donne la nausée.

L'opération « changement de vêtements » est ardue ; il faut réussir à retirer les habits civils, sans qu'ils ne touchent l'eau septique. Pour ce qui est du manteau et du t-shirt, rien de compliqué, mais la manœuvre est beaucoup moins simple lorsqu'il s'agit de retirer chaussures et pantalon. Enzo est obligé de se mettre debout sur une chaise abandonnée dans le local par ses collègues. Manquant de chuter à de multiples reprises durant son numéro d'équilibriste, Enzo se sent très bête, lorsqu'une collègue entre dans le local et le trouve debout sur une chaise, en sous-vêtements.

— Coucou Enzo ! Tu t'entraines pour un spectacle de chippendales ?

— Ouais, j'essaie de trouver comment me recaser si je perds mon diplôme ! répond Enzo mal à l'aise.

Après avoir mis un temps considérable pour se changer, Enzo sort du vestiaire et laisse la place à sa collègue pour qu'elle fasse de même. Il faut maintenant aller jusqu'aux soins intensifs, en traversant la mare grandissante, chaussé de sabots ouverts et blancs ! Enzo apprendra plus tard dans l'après-midi qu'une cuvette de WC bouchée a débordé et inondé la moitié du service de cardiologie. Une personne « bien intentionnée » avait trouvé judicieux de remplir la cuvette avec plusieurs rouleaux de papier toilette. Le bouchon ainsi créé avait migré dans la canalisation principale d'évacuation, et entrainé le refoulement de l'ensemble des toilettes du secteur.

En arrivant aux soins intensifs, Enzo est étonné de voir les couloirs déserts et le silence régner.

— Où est-ce qu'ils sont tous passés ? demande l'infirmier intrigué.

C'est Martine, énervée, qui lui donne la raison :

— À ton avis ? Ils sont tous en salle de staff pour une réunion ; encore une fois !

— C'est quoi le sujet cette fois ?

— Je sais pas mais ils ont intérêt à revenir vite, parce que je vais pas me taper tout le boulot à leur place !

Les rassemblements inter-équipes organisés par les cadres en milieu de journée sont légion dans le service. Pour, paraît-il, « arranger tout le monde », donc concrètement, pour faire des économies, les réunions sont organisées à cheval sur les horaires du matin et sur ceux de l'après-midi. Il est 13 h 45, et Enzo est le seul infirmier présent dans le service. Tous les collègues du matin, et ceux d'après-midi déjà arrivés, sont en salle de staff. Les infirmières arrivées une demi-heure avant l'horaire normal pour assister à la réunion n'auront probablement jamais de compensation en heures supplémentaires... Celles du matin, qui restent une demi-heure de plus n'auront pas un meilleur sort. Ajouté au retard chronique de l'heure de fin de garde, cela commence à faire beaucoup. Pour Enzo, c'est entre dix et quinze heures supplémentaires non rémunérées effectuées chaque mois. En tant que pompier volontaire, il a choisi de faire beaucoup de bénévolat, mais avec le salaire hautement symbolique des infirmiers français, il est lassé de venir gratuitement à l'hôpital près d'une vingtaine de jours par an.

Vers 14 h 15, Enzo commence à voir des infirmières et des aides-soignantes passer les portes du service, le visage sombre. C'est Joël qui va être le premier à lui indiquer la raison de la joie ambiante.

— La direction a décidé de modifier les horaires de travail du personnel paramédical des soins intensifs ! Ils font chier ! C'est pas assez difficile comme ça ?

Tout le monde va devoir, contraint et forcé, passer d'une durée quotidienne de travail de 7 h 30 à des gardes de 12 heures. Cela peut sembler une bonne chose aux yeux de certains, mais pas pour tout le monde. Actuellement, Enzo met moins d'une heure pour parcourir les 40 kilomètres le séparant de son domicile. S'il met aussi peu de temps, c'est grâce à ses horaires décalés par rapport aux heures de pointe de la circulation automobile. S'il doit travailler de 8 heures à 20 heures, il va devoir passer entre quatre et cinq heures dans sa voiture, pour chaque jour de travail !

Un autre problème est le non-chevauchement des horaires des équipes de jour et de nuit. Il n'y aura donc plus de temps pour la réalisation des transmissions orales entre les collègues des deux équipes. L'encadrement a déjà fait savoir que ce temps de transmission se ferait dorénavant en dehors du temps de travail et ne sera donc plus rémunéré. Entre une demi-heure et trois quarts d'heure par jour, cela fait encore plus d'une vingtaine de jours de bénévolat de plus par an. L'infirmier français, le plus mal payé d'Europe, risque à ce rythme de devenir le plus mal payé du monde. Dans les mois à venir, il risque d'y avoir une hémorragie de départs dans le service, y compris celui d'Enzo…

Aujourd'hui, à 14 h 30, au lieu de 14 heures, les transmissions de la collègue du matin peuvent enfin commencer. Le récit qu'elle fait à Enzo de la prise en charge du patient de la chambre n°6 le sidère. La veille, il a fallu poser une perfusion sur ce malade qui venait d'arriver des urgences. Cette procédure, d'habitude simple, a été considérablement compliquée par du matériel défectueux et un interne très peu professionnel. Comme souvent, le petit cathéter souple s'est replié sur lui-même à l'intérieur de la veine. Habituellement, les petits mouvements habiles exercés par l'infirmière suffisent à rendre sa forme au dispositif avant de le retirer de la veine du patient. Mais hier, rien n'y a fait, et la collègue était totalement incapable de retirer le cathéter. Elle a donc appelé l'interne, pour lui faire part de son problème, dans l'espoir qu'il aurait une solution. Une fois dans la chambre, le jeune médecin a fait ce que l'infirmière expérimentée ne voulait pas ; il a tiré un grand coup sec sur le cathéter, et l'a retiré de force de la veine. Comme le craignait la collègue, le bout plié du dispositif est resté logé dans le bras du patient, à l'intérieur de la veine. Le médecin a alors indiqué que le morceau étant extrêmement petit, il disparaîtrait dans le flux sanguin et qu'il n'y aurait aucune complication. Aujourd'hui, le lendemain de l'incident, une grosse inflammation est présente, avec un gonflement et une vive douleur. Il est possible de sentir le bout de cathéter sous ses doigts en les passant sur la veine du patient. Enzo ne comprend pas pourquoi rien n'a été fait depuis la veille, et ne se cache pas pour le dire.

— Sérieux, y en a marre des internes qui savent tout ! Ils sont là pour apprendre, pas pour utiliser les patients comme terrain de jeu ! Je vais régler ça directement avec Édouard et je vais en parler à Jean-Philippe !

Enzo craint que le morceau de tuyau obstrue totalement la veine, ou encore pire, qu'il parte dans le flux sanguin et provoque une embolie pulmonaire potentiellement mortelle pour le patient. Il va falloir surveiller le malade comme le lait sur le feu, et user de diplomatie avec les chefs, pour qu'ils se penchent sérieusement sur ce cas.

Enzo débute le tour de ses patients par M. Savard, le malade de la chambre n°14. Il est arrivé la veille avec le SAMU, pour un gros infarctus du myocarde. La réactivité et le professionnalisme d'Édouard et de l'équipe paramédicale ont permis une prise en charge rapide et efficace du patient. Aujourd'hui, ses artères sont débouchées, sa douleur a disparu, et il ne comprend donc pas pourquoi il est toujours aux soins intensifs. Enzo prend le temps de faire avec lui le point sur sa situation.

— Monsieur, dit l'infirmier, ce qui vous est arrivé est grave, et les risques de complications sont très importants ! On a désobstrué vos coronaires, mais elles peuvent de nouveau se reboucher dans les jours qui viennent, et on ne sait pas comment vous allez réagir aux nouveaux médicaments.

— Je ne vous dis pas le contraire, mais je suis chef d'entreprise, et je ne peux pas me permettre de rester autant de temps à l'hôpital ! Je n'ai plus de douleur, ni aucun autre symptôme, et j'ai une réunion importante demain matin ! Cela fait des années que j'ai du cholestérol et du diabète, et je n'en suis pas mort !

— Monsieur, hier vous avez frôlé la mort, et les petits ressorts qu'on a mis dans vos artères, ainsi que les nouveaux médicaments, peuvent entrainer de nombreuses complications ! On doit vous surveiller attentivement, pour pouvoir intervenir rapidement en cas de problème.

— De toute façon, vos médicaments, je ne les prendrai pas ! J'en ai déjà suffisamment comme ça ! Je sais que vous êtes de mèche avec les pharmaciens, et j'ai pas l'intention de participer à votre petit business ! D'une manière ou d'une autre, ce soir, je dormirai chez moi, et j'abîmerai pas ma santé avec tous vos médicaments !

— Vous savez monsieur, les patients qu'on voit revenir le plus souvent sont ceux qui ne respectent pas les consignes qu'on leur donne. Ils recommencent leur problème de santé, jusqu'au jour où ils en meurent avant d'arriver jusqu'à nous. J'ai toute confiance dans le médecin qui s'occupe de vous et vous devriez suivre ses recommandations.

Enzo sent bien que le dialogue entre son patient et lui est totalement stérile. Il n'arrivera pas à le faire changer d'avis. Les techniques médicales modernes étant de plus en plus rapides, et de plus en plus invisibles pour les patients, ceux-ci ont souvent du mal à admettre qu'ils ont eu un grave problème de santé. Ils ont alors autant de mal à accepter les nouvelles contraintes, tels que les médicaments à vie et les consultations régulières chez un spécialiste. Enzo use alors de toute sa persuasion pour convaincre les patients de le laisser les soigner le temps nécessaire. Mais c'est parfois compliqué…

Si M. Savard n'est pas un modèle d'observance médicale, ce n'est pas le cas de sa voisine. À la chambre N°13, se trouve Mme Biguot, une femme de 82 ans hospitalisée pour une grave pathologie ayant obligé l'équipe à la mettre sous respirateur durant de longues journées. Cet après-midi, Enzo doit lui prélever du sang dans l'artère, pour voir l'évolution de son état. C'est un acte douloureux pour les patients, et ceux-ci font donc souvent leur maximum pour s'y soustraire. Mais Mme Biguot, du fond de son lit, a toujours le sourire et ne se plaint jamais de rien. Lorsqu'Enzo entre dans sa chambre, elle l'accueille l'air fatigué, mais avec la joie de vivre qui la caractérise.

— Bonjour Mme Biguot ! dit Enzo avec un grand sourire.

— Bonjour Enzo, je suis contente de vous voir ! Comment allez-vous aujourd'hui ? Et vos filles, elles se portent bien ?

Comme d'habitude, la vieille femme se préoccupe plus des gens qui la soignent que d'elle-même. La veille, Enzo avait longuement discuté avec elle, et lui avait parlé de Lilou et Charlotte.

— Bien sûr que je vais bien Mme Biguot, mais c'est à vous qu'il faut poser la question. C'est vous qui êtes malade et hospitalisée.

— Vous savez, j'ai 82 ans, quatre enfants et onze petits-enfants. J'ai été mariée à un homme merveilleux durant soixante-et-un ans, et j'ai eu une belle vie. Ici, tout le monde s'occupe très bien de moi, alors je n'ai aucune raison de me plaindre, conclut la vieille femme avec un grand sourire.

— Je suis désolé Mme Biguot, mais je dois vous prélever des gaz du sang, et vous savez que ça peut faire un peu mal.

— Ne vous inquiétez pas. Je ne suis pas douillette, et je suis certaine que vous ferez cela très bien ! s'exclame Mme Biguot en prenant la main de son infirmier, comme pour le rassurer.

Comme d'habitude, Enzo fait son maximum pour réaliser la prise de sang avec le moins de douleur possible. Il voit bien les mains crispées et les dents serrées de Mme Biguot, mais la vieille femme garde le sourire, et remercie même Enzo après le soin. La force de caractère de l'octogénaire impose le respect de l'infirmier. Comme à son habitude, il va se mettre en retard, mais il décide de rester dans la chambre de longues minutes supplémentaires pour discuter avec sa patiente.

En sortant de la chambre de Mme Biguot, Enzo entend déjà les hurlements de son patient suivant. L'homme de 60 ans de la chambre voisine est en plein delirium tremens. Il est très agité et en proie à de violentes hallucinations lui faisant croire que les membres du personnel veulent le tuer. Les collègues ont été obligés de l'attacher à son lit et de lui mettre un masque sur le visage, pour qu'il ne crache pas sur les soignants. Le pauvre homme ne se rend absolument pas compte de son état, et est un réel danger pour lui-même comme pour les autres. L'hydratation et les médicaments qui lui sont apportés par la perfusion n'ont pas l'air de faire beaucoup d'effet pour le moment. Lorsqu'Enzo entre dans la chambre, il y a du sang partout. Le patient, le lit, le sol et les murs sont recouverts d'éclaboussures rouges. Le malade a arraché sa perfusion, et le sang coule abondement par le trou béant resté dans son bras.

— Bonjour monsieur, vous avez refait la déco de votre chambre ? Je suis désolé mais je vais devoir vous reperfuser !

Étant donné l'état d'agitation du malade, Enzo ne pourra pas le faire seul. Il fait alors appel à Joël et Martine, pour qu'ils empêchent le patient de bouger son bras pendant que l'infirmier lui introduit tant bien que mal le petit tuyau blanc dans la veine.

— Aaaah, laissez-moi tranquille ! Pourquoi vous m'faites ça ? Vous voulez me tuer ! hurle le patient tellement fort qu'on l'entend à l'autre bout du service.

À la deuxième tentative, le nouveau cathéter est enfin dans la veine ! Plusieurs pansements et une bande pour renforcer le tout, Enzo fait son maximum pour que la perfusion ne soit pas à nouveau arrachée durant l'après-midi. Les quinze minutes passées dans la chambre par les trois soignants ont encore plus énervé le patient. Ses cris s'entendent d'un bout à l'autre des soins intensifs, et les visiteurs ont des regards inquiets lorsqu'ils entrent dans le service.

Enzo retourne ensuite dans la chambre de M. Savard, pour lui faire une prise de sang. Il doit doser de manière très précise les anticoagulants du patient, et le seul moyen est de contrôler leur concentration dans le sang. L'infirmier est à peine entré, que le patient lui fait part de son mécontentement.

— Vous êtes déjà venu me voir il y a moins d'une heure ! Vous ne pouvez pas me laisser dormir tranquille ! Je vous ai dit que j'allais très bien que je n'avais besoin de rien !

— J'ai une prise de sang à vous faire. Je dois doser votre anticoagulant. C'est très important, et je suis obligé de le faire à une heure bien précise !

— Foutez-moi la paix ! J'en ai marre de vos prises de sang ! Débrouillez-vous plutôt avec le médecin pour que je puisse sortir rapidement !

Enzo sort de la chambre et va informer l'interne du refus de soins du patient. Il a déjà passé beaucoup de temps à discuter avec M. Savard, et ne peut se permettre d'en perdre plus. Il doit pouvoir se libérer pour s'occuper des autres patients, de ceux qui acceptent de se faire soigner. Il sait bien qu'il n'arrivera pas à le convaincre. Les soins intensifs sont un service où il est très difficile pour les patients de se reposer. La fatigue, associée aux problèmes personnels et professionnels, rend souvent les patients agressifs envers les personnes qu'ils considèrent comme responsables de leur situation ; les soignants…

23

Je vais te tuer !

Sparky a passé les 15 ans depuis quelques mois, et cela fait plusieurs années qu'il se bat contre la maladie de Crohn. Le berger allemand n'est plus que l'ombre de lui-même... Il est devenu cachexique et n'a plus que la peau sur les os. Il n'a plus d'énergie, et ne trouve souvent pas la force de se lever pour aller boire ou manger. Les promenades sont aujourd'hui devenues aussi courtes en distance, que longues en durée : le pauvre chien se traine difficilement jusqu'à la rue, et s'oublie régulièrement sur le chemin, voire même dans la maison. Son poil est fréquemment recouvert de selles et d'urines. Seul son regard est toujours aussi pétillant que lorsqu'il était chiot. Enzo comprend bien que la fin est proche, mais il ne veut pas l'accepter. Sparky partage sa vie depuis tellement d'années que son maître ne peut imaginer la vie sans lui...

En cette belle journée d'été, Enzo et son fidèle compagnon ont réussi à atteindre un petit coin de pelouse tranquille, à l'abri des regards. Sparky, épuisé par les quelques dizaines de mètres de route depuis la maison, s'allonge sur l'herbe verte. Enzo s'allonge alors à son tour, et se colle à son ami à quatre pattes. Sans bouger la tête, le chien suit les papillons du regard et semble se mettre à rêver à l'époque où il pouvait courir après. Cette époque lointaine où le berger allemand débordait d'énergie et courait après tout ce qui bougeait.

Le collier en cuir qu'Enzo lui avait offert est lui aussi bien fatigué. La couenne est sèche et craque de partout. La fermeture en partie rouillée n'a plus l'éclat d'antan et le poids de l'ensemble paraît peser sur le cou du vieux chien malade.

— Alors mon loulou, tu te sens la force de pousser la balade jusqu'au bout du chemin ?

Mais Sparky, devenu dur d'oreille, se contente de regarder ses amis les papillons. Les douleurs et le manque d'énergie lui font comprendre à lui aussi que la fin est proche...

Après avoir passé une bonne demi-heure à contempler chaque petit insecte, Enzo et Sparky prennent le chemin du retour. Le chien va alors reprendre sa place, recroquevillé en boule dans son grand panier d'osier qui lui aussi accuse le coup des années. Le maître, lui, va devoir prendre sa voiture pour se rendre au centre de secours, et débuter sa garde de pompier volontaire. Il a peur de laisser Sparky, car il se demande toujours si son fidèle compagnon sera là le lendemain pour l'accueillir fidèlement.

Le chien débute une sieste bien méritée, et Enzo enfile son uniforme bleu foncé.

— À ce soir mon loulou ! dit-il à son fidèle ami en lui passant la main sur le crâne.

Les routes sont désertes, et les kilomètres jusqu'au CS sont avalés aussi rapidement que Sparky avalait ses croquettes lorsqu'il était jeune. En arrivant au CS, tout est calme ; les grandes portes du garage sont fermées, et aucun bruit n'émane de la caserne. Une fois entré dans la grande bâtisse, Enzo constate que l'heure est pour tout le monde à la détente et au repos. Certains jouent au ping-pong, pendant que d'autres flemmardent devant la télévision. Peut-être que les habitants du secteur font la sieste, ou bien qu'ils passent la journée en province. La garde sera-t-elle la première à être calme depuis bien des semaines ? Pour une fois, Alexandre et Sébastien ne sont pas arrivés avant Enzo. Le chef d'agrès en profite donc pour discuter avec les équipes en fin de garde.

— Salut Enzo ! lance un autre chef d'agrès.

— Salut mec ! Tout le monde dort ici ?

— C'est le calme plat. Deux ou trois p'tites inter tranquilles, mais c'est tout.

La journée promettant d'être longue et ennuyeuse, Enzo s'installe lui aussi dans le grand canapé de la salle principale. Il retire ses bottes, pose ses pieds sur la table basse et commence à zapper entre les dizaines de chaînes de télévision. Entre les sitcoms pour adolescents, les vieux feuilletons allemands et les chaines météo, le programme n'est pas palpitant. Après avoir changé de chaîne une bonne cinquantaine de fois, Enzo laisse la télécommande à un collègue et décide d'aller s'allonger pour faire une petite sieste. Il traverse le CS, ouvre la porte de sa petite chambre de garde, et s'assoie sur le lit. Il n'a pas le temps de s'allonger que le buzzer retentit pour annoncer le départ du VSAV. Enfin un peu d'action !

Le stationnaire annonce au chef d'agrès que son équipage et lui sont attendus par un enfant malade dans une cité de la ville voisine. Enzo monte dans le camion rouge, où Alexandre et Sébastien l'attendent déjà.

— Salut les gars ! J'vous avais pas vus ! Vous étiez où ?

— Bonjour chef ! On s'faisait une partie de ping-pong dans l'ancien bureau du lieutenant.

— D'accord. On part sur un enfant malade, alors pensez à monter le sac pédiatrique, dit Enzo plongé dans sa carte routière.

En moins de cinq minutes, les trois hommes entrent dans la rue indiquée lors de l'appel au 18. À leur grand étonnement, une quinzaine de véhicules de CRS sont stationnés le long des trottoirs. Plusieurs policiers en tenue sont en train de se dégourdir les jambes entre les camions. Enzo se souvient alors que quelques jours plus tôt, les forces de l'ordre avait réalisé une descente dans les caves des immeubles de la cité, à la recherche de drogue et d'armes. La compagnie de CRS doit être là pour assurer le maintien de l'ordre jusqu'à ce que les esprits se calment.

— Cool ! Au moins, cette fois-ci, on risque pas de nous agresser ! dit Alexandre en rigolant.

Sébastien gare le camion rouge en face du véhicule de commandement de la police, de l'autre côté de la rue. Pour une fois, les pompiers ne craindront pas de voir leur engin détérioré pendant leur absence. Alors que les trois hommes sont encore dans la rue, ils entendent des cris de bébé venant de l'immeuble, peut-être est-ce l'enfant dont parlait l'ordre de départ. Enzo monte les escaliers quatre à quatre, suivi de ses deux compères. En ouvrant la porte du couloir du troisième étage, le chef d'agrès constate que les cris se font de plus en plus forts ; il est au bon endroit.

Le bébé fait tellement de bruit qu'Enzo est obligé de frapper de grands coups dans la porte de l'appartement pour que quelqu'un l'entende. C'est une femme magrébine d'une trentaine d'années qui ouvre la lourde porte blindée.

— Bonjour madame. C'est vous qui avez appelé les pompiers ? demande le chef d'agrès.

— Vite monsieur, il est devenu fou, il veut jeter mon petit-fils par la fenêtre ! répond la femme affolée.

— Vous restez derrière moi et vous faites attention ! dit Enzo en direction de ses hommes.

— Fais attention toi aussi chef ! On sait jamais…

Le chef d'agrès entre dans le couloir encombré du petit appartement et, en arrivant dans la salle à manger, il voit une jeune femme d'une vingtaine d'années, le visage en sang, bloquant l'accès à une fenêtre. En face d'elle, se trouve un homme d'une trentaine d'année, d'environ 120 kilos de muscles pour deux mètres. Dans ses bras se trouve le bébé qu'Enzo entendait crier depuis la rue. L'homme est hystérique, en sueur, le visage rouge et les pupilles dilatées. En voyant l'uniforme de pompier d'Enzo, il tourne violemment le dos à la fenêtre, en tenant le bébé par un bras.

— Qu'est-ce que vous foutez là vous ? hurle-t-il dans un état second.

— Je suis pompier monsieur. C'est votre famille qui a appelé car elle s'inquiète pour vous et pour le bébé.

— Je vais jeter ce bâtard par la fenêtre et c'est pas vous qui allez m'en empêcher !

— Je ne peux pas vous laisser faire ça monsieur. Lâchez le petit et on va discuter, répond Enzo d'une voix calme.

L'homme se tourne de nouveau vers la fenêtre et la jeune femme.

— Va chercher les flics qui sont en bas, chuchote Enzo à Sébastien, le plus discrètement possible.

En attendant qu'ils arrivent, il va essayer de raisonner le père du bébé.

— Monsieur, je ne sais pas ce qu'il s'est passé, mais le bébé n'y est pour rien. Vous êtes en train de le terroriser et vous risquez de lui faire mal.

En même temps qu'il parle, Enzo se positionne devant la fenêtre, pour faire barrage de son corps, pendant que Sébastien descend l'escalier de l'immeuble le plus rapidement qu'il peut. En arrivant au véhicule de commandement, le pompier tombe sur l'officier de police, qui ne veut pas sortir de ses ordres :

— Je suis là pour le maintien de l'ordre, je ne peux pas monter dans les étages, je ne peux rien faire ! dit le commandant d'un ton sec.

— Mais monsieur, il est taillé comme un tronc d'arbre, il a l'air violent, et nous on n'arrivera pas à le gérer sans casse d'un côté ou de l'autre !

— Je vous dis que je ne peux pas bouger ! Contactez le commissariat de quartier pour qu'ils vous envoient un équipage de police-secours ! lance le commandant en se retournant vers son chauffeur pour clore la discussion.

Sébastien comprend bien qu'il ne tirera rien de l'officier, alors il retourne aussi vite qu'il le peut dans l'appartement pour aider ses deux collègues. En arrivant dans le salon, la situation n'a pas évolué. Enzo fait toujours face au forcené, pour qu'il n'atteigne pas la fenêtre, pendant que la mère du bébé fait une nouvelle tentative pour raisonner son mari. Sébastien explique la situation à Alexandre :

— Le commandant est borné, il veut rien entendre ! Il me dit de demander un équipage du 17 !

— Fait chier, ça devient chaud pour le chef et l'bébé !

Se doutant du problème, Enzo demande discrètement à ses hommes de prendre sa place, pour qu'il puisse se libérer et changer de pièce. Une fois à l'écart dans la cuisine, le chef d'agrès prend sa radio et contacte la régulation pour faire une demande de renforts de police en urgence. Il décrit brièvement la situation pour motiver sa demande. Après confirmation de l'envoi des renforts, Enzo retourne dans la salle à manger, et reprend sa place devant la fenêtre. Il demande à Sébastien et Alexandre de rester à l'entrée de la pièce, pour que l'homme se sente moins agressé et que la tension retombe. Mais c'est tout le contraire qui se passe. L'homme se sentant menacé et aculé, pousse violemment les deux pompiers hors de la pièce et ferme la porte à clé. Il se retrouve alors seul dans la pièce, avec Enzo, la mère et le bébé. Sébastien essaie en vain d'ouvrir la porte, mais rien n'y fait, elle est fermée de l'intérieur.

— Chef ! Qu'est-ce qui se passe ? On va défoncer la porte ! crie Sébastien de plus en plus inquiet.

N'entendant pas de réponse, il commence à donner des coups d'épaule dans le panneau de bois.

— Arrêtez ! Restez tranquilles ! Je gère ! crie le chef d'agrès.

Dans la salle à manger, l'homme a enfin lâché le bébé, et il est allé s'asseoir dans le canapé.

— Viens t'asseoir avec moi, on va discuter, dit l'homme qui semble se calmer.

Le chef d'agrès s'exécute. Pas un son ne sort de la bouche de l'homme, et seuls les cris du bébé rompent le silence de la pièce. Enzo regarde le père de famille et voudrait bien savoir quelles sont ses intentions. Mais le regard noir et les mains crispées de l'homme n'inspirent rien de bon au chef d'agrès.

— Regarde ça. Grâce à lui, on va tous partir ensemble, dit l'homme en regardant Enzo.

Après quelques secondes interminables, l'homme sort de l'arrière de son pantalon, un pistolet 9 mm qu'il pose sur la table basse le séparant d'Enzo.

— Que... qu'est-ce que vous allez faire avec ça ? demande le pompier la voix tremblante.

— C'est le flingue avec lequel je vais tous nous tuer si tu me laisses pas tranquille, répond l'homme dans un état second.

— Monsieur, je suis là pour vous aider, pas pour vous faire du mal. Votre famille a appelé les pompiers car ils craignaient pour votre vie et celle de votre fils, fait Enzo d'une voix qu'il espère calme et apaisante.

— C'est pas mon fils, c'est le bâtard que ma femme a fait avec son putain d'amant.

Enzo comprend que la situation familiale est très compliquée, et que l'intervention risque de vite dégénérer. Il regarde le pistolet en réfléchissant à toutes les manières dont il pourrait tenter de s'en emparer. Mais le risque est énorme, car l'homme ne se laissera probablement pas faire, et un coup pourrait partir facilement dans la bagarre. Une balle pourrait blesser, voire tuer, une ou plusieurs des personnes se trouvant dans la pièce. Durant sa carrière, Enzo a déjà été confronté à plusieurs reprises à des gens armés et menaçants. Les armes blanches ou à feu sont courantes, et les personnes mal intentionnées le sont tout autant. La différence avec aujourd'hui, c'est que d'habitude, Enzo se trouve avec ses hommes, et a toujours un moyen de s'enfuir. Là, il est seul, avec un géant désespéré et prêt à tout, séparé par une porte de toute aide possible.

En entendant la sirène de la police qui arrive dans la rue, l'homme rompt le silence et s'adresse à Enzo :

— Ma vie est finie, j'ai plus rien à perdre. Je vais te tuer, et je vais liquider ce sale bâtard, et après, je vais m'suicider.

— Il faut pas dire ça, tente Enzo. Vous êtes dans une période difficile, et vous voyez tout en noir. Vous devez me laisser vous emmener voir un médecin, pour qu'il puisse vous aider. Après, vous parlerez avec votre femme et vous trouverez ensemble une solution à cette situation.

— Non, c'est allé trop loin, je ne veux pas aller en prison et je ne veux pas non plus aller dans un hôpital pour les fous.

— Personne n'a dit que vous iriez en prison ou que vous seriez hospitalisé en psychiatrie. Vous n'avez encore blessé personne, et je ne compte pas porter plainte contre vous.

L'homme ne dit plus rien et semble réfléchir. Il regarde le bébé en train de pleurer, assis sur le grand tapis de laine. Enzo ne peut pas lire dans ses pensées, mais il sent bien que le père de famille qu'il a en face de lui est tenaillé entre plusieurs sentiments. Doit-il écouter ce pompier, et le laisser l'emmener, ou doit-il mettre fin à sa vie qu'il estime finie, en éliminant le plus de monde possible avec lui ?

— Non, j'en ai marre, ça doit s'arrêter ! déclare soudain l'homme en se levant.

Il se lève brusquement et attrape le pistolet posé devant lui. Enzo se jette alors sur le forcené et empoigne l'arme comme il le peut.

— À l'aide ! crie le pompier. Venez m'aider !

Il crie au secours de toutes ses forces en tombant à terre, toujours agrippé au canon du pistolet. En entendant cela, les policiers qui attendaient derrière la porte défoncent celle-ci d'un coup de bélier. Ils étaient arrivés quelques secondes plus tôt et écoutaient à travers la porte. Ils étaient en train de réfléchir à la meilleure stratégie à adopter pour pouvoir entrer assez rapidement pour que le forcené n'ait pas le temps de mettre ses menaces à exécution.

Aussitôt la porte ouverte, les quatre policiers se ruent sur l'homme pour lui arracher l'arme des mains. Mais le trentenaire de 120 kilos ne se laisse pas faire, et il faut l'aide de Sébastien et d'Alexandre pour arriver à le maitriser. Après quelques secondes interminables et avec sept hommes sur le dos, le forcené finit enfin par abandonner et par lâcher son pistolet.

— Bouge plus mon gars, c'est fini ! dit l'un des policiers en regardant le géant.

Un collègue lui menotte les mains dans le dos, pendant qu'un autre le tient en joue avec son taser. Une fois l'homme maîtrisé, les deux derniers policiers l'aident à se relever et l'assoient sur une chaise.

— Maintenant, tu restes tranquille jusqu'à ce que l'officier de police judiciaire arrive !

Enzo peut lire la détresse dans le regard du père de famille. Il vient probablement de commettre la plus grosse bêtise de sa vie et va surement finir en prison. Maintenant que la situation est sécurisée, Enzo peut enfin reprendre son rôle de chef d'agrès pompier.

— Alex, tu t'occupes du bébé. Tu t'assures qu'il n'a rien. Seb, tu auscultes le papa, histoire d'être certain qu'on ne l'a pas blessé dans la bagarre, dit Enzo toujours sous l'effet de l'adrénaline.

L'enfant va bien et peut retourner dans les bras de sa mère. Le père, lui, semble aller bien physiquement, mais son état psychologique impose qu'il soit vu à l'hôpital par un médecin.

— Seb, tu vas chercher la chaise et Alex tu commences à ranger le matos, ordonne Enzo qui commence à se calmer. J'vais remplir ma fiche et rassurer la régul.

L'homme est maintenant sanglé sur la chaise et il ne dit plus un mot. Dans l'escalier de l'immeuble, il est entouré des quatre policiers et trois pompiers qui s'occupent de lui. Deux fonctionnaires de police sont devant et ouvrent la voie, pendant que les deux autres sont restés derrière pour fermer la marche. Au milieu, Alexandre et Sébastien portent la chaise roulante, et Enzo surveille l'ensemble.

C'est escorté par la police que les pompiers vont transporter leur victime jusqu'aux urgences les plus proches. Sébastien conduit le camion et Enzo est installé à côté de lui. Alexandre est, lui, dans la cellule arrière, avec l'homme qui est toujours menotté. Un policier a embarqué lui aussi à côté d'Alexandre, pour assurer la sécurité de tout le monde.

En arrivant aux urgences, le père de famille est immédiatement sanglé sur un brancard, et installé seul dans un box. Deux policiers resteront devant la porte, pour que l'homme ne s'échappe pas avant que le médecin le laisse partir en garde à vue.

Sur le chemin du retour vers le CS, Enzo se dit qu'une fois de plus, la catastrophe n'était pas loin. Il aurait bien pu ne pas voir grandir ses filles, ou ne pas voir les derniers jours de Sparky. Il faut espérer que les prochaines interventions seront plus calmes et que les trois pompiers pourront tous revenir au CS, entiers…

24

Une 4L, des chevaux, des motards…

À 43 ans, Enzo commence à sentir le poids des années et des interventions. Cela fait 14 ans qu'il est devenu papa, et ses priorités ont changé avec le temps. Lilou est en 4e et ses résultats scolaires sont toujours compatibles avec son désir de devenir vétérinaire. Son petit copain, du même âge, est très gentil et passe souvent chez Enzo pour voir sa chérie. Charlotte, du haut de ses 10 ans, suit les traces de sa sœur et est en passe de valider brillamment son CM1. Elle hésite entre devenir vétérinaire comme sa sœur, ou bien embrasser une carrière de maîtresse d'école. Ludivine, quant à elle, se pose de plus en plus de question sur son avenir professionnel et se demande si elle ne devrait pas changer d'hôpital pour s'éloigner de certains collègues compliqués à gérer.

Il est de plus en plus difficile aujourd'hui pour le père de famille de récupérer des nuits blanches et des gardes au CS les jours de congé, et la dangerosité de certaines interventions est de moins en moins compatible avec ses responsabilités de père. La semaine dernière, lorsqu'un autre père de famille l'a menacé avec son pistolet, Enzo a douté. Cela n'a duré que quelques secondes, mais il a craint de ne pas pouvoir rentrer chez lui et assurer ses responsabilités familiales. Il n'a plus le droit de jouer avec sa vie comme il pouvait le faire lorsqu'il était plus jeune et qu'il n'avait pas charge d'âmes. Doit-il continuer à faire bénéficier ses hommes de sa longue expérience, ou doit-il réorienter vers sa famille le temps qu'il ne passe pas à l'hôpital ?

Pour le moment, le chef d'agrès des pompiers volontaires est de garde au centre de secours où il officie depuis maintenant 23 ans. C'est le week-end et il fait beau ; deux bonnes raisons pour que la journée soit chargée en interventions de toutes natures.

— Seb, t'as pensé à vérifier la pression et le niveau d'huile ? Je sais pas pourquoi mais je sens que la journée va encore être longue. Je veux que le VSAV soit en parfait état de marche !

— Mais oui Enzo ! J'ai même complété le lave-glace et vérifié le fonctionnement de chaque ampoule ! répond Sébastien un peu vexé mais souriant.

Le nettoyage de l'engin et la vérification du matériel occupent Enzo et ses hommes depuis près d'une heure. Le Renault Master rouge n'est pas aussi impressionnant que les « trucks » des pompiers américains, mais les trois hommes sont fiers de leur engin. Tout est briqué, des capots des gyrophares aux écrous des roues, en passant par le tableau de bord, et bien sûr, la cellule sanitaire. Dans cette petite pièce roulante de 5 m², les trois pompiers vont tenter de sauver des vies pendant les 24 prochaines heures. Les couleurs des tiroirs indiquent le type de matériel se trouvant dedans et les différents appareils et bouteilles d'oxygène sont solidement arrimés, pour ne pas se déplacer durant les phases mouvementées des départs en intervention. Avec sa couverture et son drap de protection, le brancard est déjà prêt à recevoir sa première victime.

Dans la cellule avant, Enzo a vérifié l'ensemble du matériel administratif et de communication. Cela fait un bon quart d'heure qu'il est plongé dans la lecture de la carte du secteur. Il revoit les noms des rues, les modifications de sens interdits, les travaux, les risques d'embouteillage en fonction des horaires... De son point de vue, son matériel et ses compétences doivent être au moins aussi irréprochables que ceux des hommes qu'il commande. C'est à lui de montrer l'exemple et la route à suivre aux petits nouveaux. Mais aujourd'hui, pas de petit nouveau ; Enzo est, comme souvent, accompagné de Sébastien et d'Alexandre, ses deux amis de longue date. Sébastien est en train de laver le pare-brise, lorsque le buzzer retentit et annonce le départ du VSAV. Alexandre referme et range rapidement le sac d'intervention, puis monte dans la cellule avant, pour rejoindre Sébastien, qui s'est déjà installé derrière le volant. Enzo est le dernier à monter, car il est allé chercher le motif de départ et l'adresse de l'intervention.

— Cette fois les gars, c'est du sérieux ! Il a sauté ! dit Enzo d'un ton grave.

Les trois hommes doivent se rendre dans le centre-ville pour une personne défenestrée. C'est une intervention particulièrement urgente, la vie d'un homme est probablement en jeu, et Enzo va devoir trouver le trajet le plus rapide. Mais en arrivant au premier carrefour, c'est la catastrophe.

— Merde ! Seb, j'peux pas t'aider, la pédale est morte !

Le chef d'agrès a beau appuyer de toutes ses forces sur la pédale se trouvant sous son pied droit, le deux-tons ne fonctionne pas. Sébastien essaie alors directement avec l'interrupteur du tableau de bord, mais rien ne se passe, aucune sirène pour leur ouvrir la route.

— Dis donc chef, tu s'rais super pour orienter les avions à l'aéroport ! dit Alexandre, bien amusé par la gestuelle de son chef.

Le conducteur joue du klaxon, pendant qu'Enzo fait de grands mouvements de bras par la fenêtre, pour faire comprendre aux autres conducteurs que le camion rouge est en route vers une intervention urgente.

Alors qu'ils sont encore à plusieurs dizaines de mètres de l'immeuble où ils se rendent, les pompiers distinguent de nombreuses personnes faisant de grands gestes dans leur direction.

— Seb, c'est par là ! Dépêche-toi mais fais gaffe aux piétons !

— La vache, j'espère qu'il est pas tombé de là-haut ! répond Sébastien en levant les yeux vers le haut du grand immeuble.

Au pied d'un bâtiment de 12 étages, une quinzaine de personnes sont attroupées autour d'une voiture stationnée dans le parking. Enzo demande alors à Sébastien de se garer le plus près possible de cette voiture, et les trois pompiers sortent du camion avec leur matériel. En s'approchant, le chef d'agrès découvre l'épave d'une 4L, dont le toit a été totalement enfoncé, presque jusqu'au plancher. Le toit ouvrant de la vieille voiture a été arraché, et le pare-brise est répandu sur le sol sous forme de milliers de petits morceaux de verre luisants au soleil. Les riverains commencent à raconter à Enzo ce qu'il s'est passé. Avec l'énorme bruit, et la voiture défoncée, tous pensaient que deux véhicules s'étaient rentrés dedans. Mais en arrivant au pied de l'immeuble, ils ont vite compris qu'un homme avait dû sauter d'un balcon et atterrir sur la 4L. Enzo demande à tout le monde de s'écarter, mais il sait pertinemment que c'est peine perdue. L'espoir de voir du sang et d'entendre des cris de douleur fera rester la plupart des gens à proximité.

Avec son mètre quatre-vingt-trois, Enzo est pourtant le moins grand des trois pompiers. C'est donc à lui que revient la lourde tâche d'être l'« écureuil ». C'est-à-dire qu'il va devoir se faufiler dans la carcasse de la voiture, jusqu'à la tête de la victime, et la tenir jusqu'à la fin de l'intervention. C'est lui qui devra garder le contact avec le pauvre homme, et lui expliquer le déroulement des opérations. Enzo empoigne avant tout sa radio, pour demander le renfort du SAMU et d'un véhicule de désincarcération.

— Vous me passerez l'O2 et le collier cervical quand je serai installé à côté de lui, ordonne Enzo.

Après s'être assuré de ne plus avoir à ressortir, il rentre dans la carcasse par la seule ouverture accessible, c'est-à-dire le toit ouvrant. Il a beaucoup de mal à atteindre la victime, car la voiture est particulièrement déformée. L'homme d'une trentaine d'année est coincé entre les sièges avant, le pédalier, et ce qu'il reste du tableau de bord. Au grand soulagement d'Enzo, le jeune homme est en vie ; il est même conscient, et émet de petits gémissements réguliers.

— Bonjour monsieur, je m'appelle Enzo, je suis pompier. Nous allons vous sortir de là. Avez-vous mal ? Est-ce que vous pouvez bouger ?

L'homme continue de gémir, mais il ne répond pas aux questions d'Enzo. Étant donné le peu d'espace disponible, il est pour le moment impossible de poser un collier cervical pour maintenir le cou de la victime. Le chef d'agrès demande alors à ses hommes d'amener le matériel d'oxygénothérapie et de lui faire passer le masque au travers de la carcasse écrasée. Avec cet apport en oxygène, l'homme reprend doucement ses esprits, et regarde le pompier collé à lui. Du sang coule de sa tête et son bassin semble plié dans le mauvais sens.

Enzo essaie de nouveau d'établir un contact avec sa victime.

— Bonjour monsieur, je m'appelle Enzo. Vous avez eu un accident et je suis un des pompiers qui s'occupent de vous. Comment vous appelez-vous ?

— Frédéric… murmure l'homme d'une voix hachée et à peine audible.

L'homme a à peine eu le temps de donner son prénom qu'il retombe dans un état comateux. Au même moment, les sirènes des renforts se font entendre dans les rues avoisinantes.

— Alex, demande à Seb de t'aider à écarter la foule. Faut que le SAMU arrive le plus vite possible ! dit Enzo.

— OK chef, on s'en occupe ! répond Alexandre.

Quelques minutes plus tard, le médecin du SAMU et le chef d'agrès du véhicule de désincarcération prennent contact avec Enzo. Ils échangent tous les trois, afin de décider de la marche à suivre pour sortir Frédéric dans les meilleures conditions possibles. Tant qu'il sera incarcéré, le médecin ne pourra pas l'ausculter, et l'infirmier aura beaucoup de mal à le perfuser. Le deuxième chef d'agrès va donc avoir la lourde tâche de découper la carcasse de la 4L, sans blesser Enzo et sans aggraver l'état de Frédéric.

Pendant les rares moments de lucidité de Frédéric, Enzo tente de comprendre comment il a pu se retrouver dans une telle situation. Le jeune homme ne peut pas faire de grandes phrases, mais il répète tout le temps la même chose :

— J'ai pas sauté. J'ai pas sauté…

Enzo commence à se demander si quelqu'un ne l'aurait pas poussé. Il fait donc part de ses doutes à la police, arrivée sur place quelques minutes plus tôt. Le problème est que personne ne sait de quel étage Frédéric est tombé, et donc quel appartement il faudrait visiter. Les policiers décident donc d'aller frapper à chaque étage, à chaque porte des appartements donnant de ce côté-ci de l'immeuble.

Pendant plus d'une heure, les pompiers découpent le toit et les portières de la voiture, mais le tableau de bord ne veut pas bouger. Enzo se retrouve alors avec les jambes à l'air libre, et la tête coincée entre le pédalier et le tableau de bord. Les pieds de Frédéric touchent son crâne, alors qu'il a les jambes dans le dos. La scène est surréaliste, mais le chef d'agrès ne lâche pas la tête de sa victime, car aucun collier cervical n'a encore pu être posé.

Mais le chef d'agrès ne lâche pas la tête de sa victime, car aucun collier cervical n'a encore pu être posé.

— T'inquiète pas Frédéric. Mes collègues avancent bien et on devrait bientôt pouvoir te sortir de là ! fait le pompier très inconfortable dans sa position.

Après encore une bonne heure de travail, le collier cervical est posé, Frédéric est installé sur un plan dur, perfusé, et de puissants antalgiques lui sont administrés. Une fois la tête de sa victime sanglée sur le plan dur, Enzo peut enfin se libérer et sortir de la carcasse. Il aperçoit pour la première fois Frédéric dans son ensemble et n'en croit pas ses yeux. Le pauvre homme est plié en deux à hauteur du bassin, les jambes dans le dos. Il tient sur la moitié de la longueur du plan dur et ne quitte pas Enzo du regard. Les pompiers installent Frédéric dans leur camion qui va être médicalisé par le médecin et l'infirmier du SAMU, venus dans un véhicule léger ne pouvant pas transporter de malade.

Pendant que l'équipe médicale s'occupe de son patient, le chef d'agrès commence à faire rassembler le matériel, en vue d'un départ rapide vers l'hôpital. À ce moment, une jeune femme arrive en courant et tente de rentrer dans le camion rouge. Enzo s'interpose sur le marchepied et essaie de comprendre qui est cette femme.

— Laissez-moi rentrer ! crie-t-elle affolée. C'est mon mari !

— Non madame, vous ne pouvez pas rentrer. Votre mari a sauté de votre balcon et le médecin est en train de s'occuper de lui.

— Il n'a pas sauté ! Il a dû tomber par accident ! Il est épileptique !

En entendant cela, Enzo comprend immédiatement pourquoi Frédéric lui disait qu'il n'avait pas sauté. Personne ne l'a poussé non plus, il a dû faire une crise d'épilepsie sur son balcon et basculer par-dessus la rambarde ! La jeune femme apprend au chef d'agrès qu'ils habitent au 12ème étage, et qu'elle était partie faire des courses. À cette annonce, Enzo se rend compte que le jeune homme a fait une chute de près de quarante mètres. Il ne doit la vie qu'à une pauvre petite 4L garée au pied de son immeuble. S'il était tombé un mètre plus à gauche ou plus à droite, il serait certainement mort.

— Laissez-moi monter ! Je veux le voir ! Comment va-t-il ?

Enzo lui répète que c'est impossible qu'elle aille dans le camion. Il y a très peu de place pour travailler dans la cellule sanitaire, et les accompagnateurs ne sont pas admis. *Et si elle le voit dans cet état... Elle ne doit pas rentrer dans le camion !* songe Enzo.

Un homme d'une soixantaine d'années se présente alors à l'arrière de l'engin pompier et s'adresse à la femme de Frédéric.

— Bonjour madame, je suis le propriétaire de la voiture sur laquelle votre mari est tombé. Si vous voulez, je peux vous emmener à l'hôpital, pour que vous suiviez votre mari.

— Mais monsieur ! l'interpelle Enzo, vous avez vu l'état de votre voiture ? Comment voulez-vous l'utiliser pour aller à l'hôpital ?

À ce moment, l'homme qui était sous le choc de la situation, réalise que sa voiture a été totalement détruite par la chute de son voisin. Il ne dit plus rien, s'assoit sur le parapet, et reste le regard vide pendant plusieurs minutes. Un autre riverain propose alors à la jeune femme de la conduire à l'hôpital, et le camion rouge fait route lui aussi vers le bloc opératoire. Pendant que le médecin et l'infirmier soignent leur patient dans la cellule sanitaire, Enzo, Sébastien et Alexandre sont dans la cellule avant, ils demeurent silencieux durant tout le trajet. Malgré presque 25 ans de carrière, le chef d'agrès n'avait jamais vu personne survivre à une telle chute. À la vision de ce corps déformé et à l'idée des futures séquelles, si tant est que Frédéric survive, les trois pompiers restent muets.

Après avoir quitté l'hôpital, et sans avoir eu le temps de faire un débriefing, l'équipage du VSAV est envoyé en intervention dans un parc de la commune voisine. Un cycliste aurait fait une mauvaise chute et ne pourrait plus se relever. En arrivant devant la grande grille d'entrée du parc, Enzo constate que deux policiers à cheval les attendent pour les amener jusqu'au blessé. Les escortes de la police sont déjà très rares, mais celles avec des chevaux le sont encore plus, et c'est une grande première pour Enzo. C'est donc avec une grande satisfaction que le chef d'agrès annonce par radio à sa régulation qu'il est escorté par deux policiers à cheval, dans le grand parc municipal. Le son des sabots sur les pavés des vieilles allées, renvoyé par les nombreux arbres, est un plaisir pour tout le monde. Pour une fois, les enfants qui pique-niquaient dans le parc ne regardent pas les pompiers, mais les deux magnifiques chevaux alezans, chevauchés par les policiers en armes.

Comme dans l'intervention précédente, un attroupement s'est formé autour du cycliste. Certaines personnes sont là pour aider le blessé, mais la plupart ne sont là qu'à la recherche de sensations fortes.

— Mesdames et messieurs, si vous voulez voir du sang, je vous encourage vivement à regarder la télé ! Pour le moment, veuillez reculer et nous laisser travailler ! dit Enzo excédé par ce comportement.

Heureusement, la chute n'a pas été trop grave, et seule une entorse de la cheville empêche le sportif du dimanche de se relever. Cinq minutes sont nécessaires aux trois pompiers pour poser une attelle sur la jambe blessée et installer le cycliste sur le brancard. Moins de vingt minutes plus tard, le jeune homme est donc pris en charge par le personnel des urgences du secteur, et les trois pompiers sont de nouveau disponibles pour un autre appel. Cette intervention aura été beaucoup plus plaisante que la précédente, et Enzo décide de ne pas casser l'ambiance avec le débriefing de la défenestration. Il préfère laisser ses hommes dans l'ambiance beaucoup plus festive des chevaux, des parcs et des pique-niques.

— Il était sympa son vélo. Dommage qu'il ne sache pas s'en servir ! dit Alexandre, moqueur.

Les trois pompiers retournent au CS pour se mettre à table, car la luminosité commence à baisser, et il va bientôt être l'heure du dîner. Il ne va pas falloir traîner, car ce soir, il y a un match de foot à Paris, et le petit CS est souvent demandé en renfort dans ces cas-là. Lorsqu'Enzo arrive à la caserne, l'odeur des grillades et la fumée blanche indiquent que le barbecue est en fonction. Ce soir, ce sera saucisses, brochettes et côtelettes de porc. Un peu de salade et des chips les accompagneront parfaitement, avec probablement des glaces pour le dessert. Alexandre a monté peut-être un peu trop le volume du vieux lecteur de CD, mais Enzo ne dit rien, car il sait que ses hommes ont besoin de se détendre. Tous les pompiers de la caserne sont sur le pont pour transporter la table et les chaises du réfectoire jusque dans la cour intérieure. Avec un extincteur posé à côté du barbecue pour la sécurité, rien ne devrait venir troubler la joie et la gaieté du moment. Même le canapé de la salle commune et le babyfoot sont installés dans la cour. Maintenant, la qualité de cette belle soirée d'été dépendra du nombre, et surtout du type d'interventions qui tomberont au 18.

Pendant que les collègues chantent, les canettes de bière sans alcool dans les mains, Enzo est lui dans ses pensées. Il songe aux deux magnifiques chevaux des policiers qui les escortaient dans le parc. Il revoit le regard des enfants émerveillés par les cavaliers ouvrant la route au beau camion rouge et ses gyrophares bleus. Il se demande si Lilou, Charlotte et leur mère auraient fait la même tête en le voyant ainsi escorté par de si belles montures. Il aimerait avoir plus d'interventions comme celle-là, mais il sait que la société a beaucoup changé, et le travail des équipes de secours avec elle. Ses hommes et lui sont de plus en plus confrontés à la violence gratuite envers les porteurs d'uniformes. Les policiers et les gendarmes ne sont plus les seuls visés. Cette semaine, le SAMU et les pompiers ont été agressés à plusieurs reprises. Enzo ne comprend pas le raisonnement de ceux qui attaquent les équipes de secours venues sauver leurs familles et leurs amis. Il y a quelques années, les véhicules des pompiers et du SAMU étaient escortés par la police pour arriver plus rapidement à l'hôpital avec un blessé ou un malade. Aujourd'hui, lorsque les forces de l'ordre accompagnent les pompiers, c'est pour assurer leur sécurité, afin qu'ils ne tombent pas dans des guet-apens.

En ce début de soirée, le match de foot a déjà commencé à Paris, et plusieurs collègues le regardent sur la télé de la salle commune. Certains sont pour le PSG, d'autres pour l'équipe d'en face, mais l'ambiance reste joyeuse et les éclats de rire vont bon train. La partie semble bien se dérouler, mais comme d'habitude, l'ambiance dans les tribunes est, elle, très chaude, et Enzo craint que cela ne dégénère rapidement. À la mi-temps, les chants des supporters semblent joyeux, mais les nombreux fumigènes atterrissant sur la pelouse en disent long sur l'efficacité des fouilles de sécurité à l'entrée du stade. À la moindre étincelle, les barres de fer, les poings américains et les couteaux pourraient rapidement changer la fête en drame. Vers 22 heures, au début de la deuxième période, le buzzer sonne et réveille ceux qui dormaient devant la télé. C'est encore une fois au VSAV de sortir, et Enzo va donc devoir laisser les autres équipages pour répondre à une demande de secours. Sur le papier, il est indiqué qu'une personne blessée aurait besoin de secours à proximité du stade où se déroule le match de foot. Durant le trajet pour se rendre à l'adresse indiquée, Enzo insiste lourdement sur les consignes de sécurité.

— Interdiction de s'éloigner les uns des autres et gardez toujours un œil sur les collègues ! Évitez au maximum de sortir du matériel du camion et gardez toujours le casque sur la tête !

À leur arrivée, les trois pompiers sont accueillis par une vingtaine de CRS en tenue anti-émeute. Ils entourent un jeune homme avec le visage en sang. Lorsqu'Enzo est suffisamment proche, il se rend compte que l'œil gauche de la victime est exorbité et qu'il pendouille devant sa joue, uniquement retenu par le nerf optique. Enzo n'est pas médecin, et encore moins ophtalmologue, mais il sait que les séquelles seront irréversibles si le jeune homme n'est pas conduit rapidement dans un service spécialisé.

— Vous ne touchez pas son œil, pas de pansement, pas de bandage, pas de désinfection. On protège juste le visage du gars jusqu'à ce qu'il soit dans le camion ! OK ?

— Reçu chef, on va jouer les *bodyguards* ! répond Alexandre en rigolant pour détendre l'atmosphère.

La victime est donc rapidement installée sur le brancard, dans le camion. Sébastien et Alexandre prennent les constantes vitales du jeune homme, pendant qu'Enzo est déjà en train de remplir sa fiche d'intervention. Ce soir, les urgences ophtalmologiques sont à l'hôpital des Quinze-Vingts, à l'autre bout de Paris. Il est 23 heures, mais les rues sont déjà envahies par les supporters du match de foot et le boulevard périphérique est fermé pour travaux. Sans grand espoir, Enzo demande à la régulation si une escorte de police pourrait leur ouvrir la route jusqu'à l'hôpital. Habituellement, seuls les véhicules du SMUR ont le droit à cette aide, mais ce soir, à situation exceptionnelle, moyens exceptionnels. La régulation informe le chef d'agrès que des motards de la police sont en route, et devraient arriver d'ici quelques minutes. Effectivement, assez rapidement, deux policiers sur de grosses motos blanches se garent à côté du camion rouge. Le plus gradé des deux vient voir Enzo pour comprendre le motif de sa présence. Il a l'habitude d'escorter les ambulances du SAMU, mais pas les camions des pompiers, et voudrait être certain que ce n'est pas un abus. Alors le chef d'agrès se contente d'ouvrir la porte arrière de son engin, afin que le policier puisse voir l'état de la personne qu'il transporte. Après être resté plusieurs secondes la bouche ouverte et le visage figé, le gradé se contente de demander à Enzo l'hôpital de destination. Il fait ensuite le tour du camion pour aller voir Sébastien et décider avec lui du meilleur itinéraire.

L'efficacité des deux motards est impressionnante. Le premier se trouve loin devant et ouvre la route, pendant que le deuxième reste juste devant le camion rouge, et s'assure que rien ni personne ne l'empêche de passer. Pour une fois, Sébastien n'a pas à jouer du klaxon en plus de sa sirène pour que les gens acceptent de le laisser passer. Le trajet est fluide et rapide. Là où habituellement les pompiers auraient mis plus d'une heure à parcourir le chemin les séparant des Quinze-Vingts, ils en mettent quatre fois moins avec l'aide précieuse des fonctionnaires de police. En arrivant dans la cour de l'hôpital, Enzo descend du camion et va immédiatement serrer la main des deux motards et les remercier pour leur aide. Comme dans bien d'autres occasions par le passé, le chef d'agrès est très content d'avoir pu bénéficier de la présence et du professionnalisme des policiers. Là où nombre de personnes crient au scandale en voyant des gendarmes équipés d'un radar au bord d'une route, Enzo pense aux personnes qu'il n'aura pas à secourir dans des accidents de la route dus à la vitesse. Là où certains accusent la police d'être trop zélée dans ses contrôles, le chef d'agrès se réjouit à l'idée de toutes les personnes qui ne seront pas agressées dans la rue ou blessées dans des attentats. Lorsqu'Enzo voit les voitures de gendarmerie passer au pas devant sa maison, il est content que cela fasse fuir les cambrioleurs et ne manque pas de les saluer de la main.

Lorsque les trois pompiers ressortent des urgences ophtalmologiques, la cour est vide. Les motards de la police sont repartis vers d'autres missions, et aucun autre véhicule de secours n'est présent. Le calme des lieux et le silence inhabituel de la radio du camion permettent à Enzo et ses collègues de souffler un peu. Ils sont à près d'une heure de route et cinquante kilomètres du CS, il ne faut pas trainer, mais le chef d'agrès prend tout de même quelques minutes pour profiter du calme et de la fraîcheur de la nuit avec ses deux amis. Ce calme précaire ne durera peut-être pas et les trois hommes ne savent pas ce qui les attend…

25

La fin d'une aventure

De retour à l'hôpital, au moment de signer le cahier de présence, le stylo d'Enzo ne bouge pas sur le papier, il est comme paralysé. L'infirmier se met soudain à repenser à ces huit années passées aux soins intensifs. Il a pris une décision, mais il a peur de la regretter. Il y a quelques mois, les relations entre l'infirmier, son cadre et l'administration de l'hôpital se sont considérablement refroidies. Le total manque de respect des différents niveaux de la chaine hiérarchique envers le personnel paramédical n'est plus supportable. Les infirmiers et les aides-soignants ne sont plus que des pions remplaçables et « coûteux ». Les salaires bloqués depuis presque dix ans ne couvrent plus les frais de déplacement et de garde d'enfants. Le manque de confiance et l'infantilisation du personnel par les encadrants est devenu une des premières causes du mal-être d'Enzo et de ses collègues. Les relations qu'il a avec les autres infirmiers et les aides-soignants, mais aussi avec les médecins, n'ont jamais été aussi bonnes, mais il ne supporte plus la mesquinerie, le manque de respect, voire l'incompétence de plus en plus répandue à tous les niveaux hiérarchiques au-dessus de lui. Enzo a donc posé sa démission, à contre-cœur, car il sait déjà qu'il lui sera très pénible de ne plus travailler avec ses collègues. Cela fait huit ans qu'il passe plus de temps avec Martine, Gao ou Joël, qu'avec Ludivine ou ses filles. Le travail en équipe est le carburant de la vie d'Enzo. Il ne conçoit pas de se retrouver seul devant un ordinateur ou dans un bureau. Il aimerait bien aujourd'hui pouvoir emmener avec lui ces collègues et amis loin de cet hôpital et de ses institutions défaillantes, mais il sait que c'est malheureusement impossible. De plus, avec les dizaines de kilomètres qui les séparent, Enzo craint que les mois et les années arrivent à estomper ces liens pourtant authentiques. Aujourd'hui sera la dernière journée passée aux soins intensifs, et Enzo compte bien en profiter au maximum.

Ça va être dur aujourd'hui ! songe l'infirmier nostalgique. *Ça va être dur, mais je dois être fort ! Je ne dois pas montrer à mes patients et mes collègues à quel point je suis triste de partir.*

Dès l'arrivée dans le service, plusieurs infirmières et aides-soignantes du matin sautent sur Enzo pour lui dire adieu. Chacun a du mal à retenir ses larmes, et les longues accolades font vite comprendre à l'infirmier que la journée sera encore plus difficile qu'il ne le pensait. Seuls les deux cadres du service se sont débrouillés pour ne pas être présents aujourd'hui. Le Pr Perrin, fidèle à lui-même, s'est déplacé dans le service pour serrer une dernière fois la main de son infirmier et échanger avec lui sur ses projets d'avenir.

Mais Enzo n'en a pas, il veut juste quitter cette immense machine à broyer les bonnes volontés, cette mécanique démentielle, qui amène les infirmiers et les médecins à se suicider en sautant du toit de leur hôpital.

Merci monsieur Perrin ! pense Enzo, dont les larmes ne sont pas loin, malgré sa carapace extérieure. *Merci pour tout ce que vous avez fait et pour tout ce que vous faites encore pour nous !*

Aujourd'hui, Enzo a beaucoup de mal à se concentrer sur son travail, et il doit faire encore plus attention que d'habitude pour ne pas aggraver l'état de ses patients. Les gestes techniques sont devenus des automatismes et ne posent aucun souci à l'infirmier expérimenté, mais les problèmes théoriques sont tout autres. Les médicaments, leurs dosages et leurs interactions, semblent mille fois plus compliqués que d'habitude. Les protocoles de préparations des examens et interventions sont devenus des problématiques insurmontables. Les pensées d'Enzo se promènent dans le passé et dans le futur, mais beaucoup plus rarement dans le présent du travail. Heureusement, le temps passe vite, et aucun problème majeur ne vient gâcher cette dernière journée dans le service qui aura vu grandir Enzo et qui lui aura tout appris. Pour la première fois depuis bien longtemps, l'infirmier termine sa garde à l'heure. Il signe une dernière fois le cahier de présence : « Enzo, vendredi 5 janvier 2018, 21 h 30, bon courage à tous ! »

Aujourd'hui, Gao, Joël et Martine n'étaient pas là et Enzo n'est pas d'humeur à rester bavarder avec ses autres collègues présents. Alors après avoir pris le temps de dire adieu à tout le monde, il se dirige vers le local où se trouve son casier. Cette petite pièce dans laquelle il s'est changé tant de fois, où il a eu tant de discussions informelles avec ses amis et collègues. Cette petite pièce froide va lui manquer. Il commence à se rendre compte que même les pires choses, et les plus insignifiantes, vont lui manquer : la « bouffe dégueulasse » prise avec ses collègues entre deux urgences, le bruit assourdissant des centrales de scoping alors qu'il discute avec Édouard, ces sonnettes qui sonnent tout le temps, mais pour annoncer peut-être une nouvelle discussion intéressante avec un patient, ce bâtiment stérile et impersonnel, mais dans lequel Enzo a passé tant de temps ces dernières années... Il y connaît tout le monde et tout le monde le connaît. Pourra-t-il s'intégrer aussi bien dans son prochain lieu de travail ? Est-ce que tous ces détails ne lui feront pas regretter de tout plaquer et de partir ?

Après avoir vidé complétement son casier et rendu à la lingerie ses dernières blouses, Enzo éteint la lumière du petit local froid et humide pour se diriger vers les ascenseurs. Sur le chemin, dans les couloirs sombres, il espère croiser des têtes connues, pour leur dire un dernier adieu, mais personne à l'horizon. Dans l'ascenseur, c'est la même chose, aucun soignant pour arrêter la cage au deuxième ou au premier étage, aucun patient à aider avec son pied à perfusion. Enzo continue sa course jusqu'au sous-sol, où il entre pour la dernière fois dans l'immense parking de l'hôpital. Rares sont les voitures encore garées à cette heure tardive. Les allées sont presque désertes et Enzo retrouve son véhicule sans mal. La lourde porte métallique basculante se lève devant lui, puis elle se referme une dernière fois après son passage. Il est tellement dans ses pensées qu'il se retrouve chez lui sans même sans rendre compte. En arrivant, Ludivine et les filles sont déjà en train de dormir, la maison est aussi calme que les allées désertes de l'hôpital et Sparky n'a plus le courage de se lever pour accueillir son maître. Alors, Enzo ne cherche pas à trainer devant la télé, il monte à l'étage, passe faire un bisou à chacune de ses filles profondément endormies, puis va directement se coucher sans réveiller sa chérie. Le lendemain matin, c'est lundi, Ludivine est au travail, et les filles sont à l'école. Enzo se retrouve donc une nouvelle fois seul avec ses souvenirs et ses regrets. Nous sommes début janvier, et la vague de froid qui s'est abattue sur la région restera dans les mémoires. La semaine dernière, il faisait encore quinze degrés en dessous de zéro, et les chauffages de la maison donnaient leur maximum pour que les habitants du petit pavillon ne se transforment pas en glaçons. Dehors, la neige a presque totalement disparu, mais des congères rappellent tout de même les conditions hivernales de la semaine précédente.

— T'es prêt mon loulou ? On prend le p'tit déj et on part se promener ? dit Enzo en regardant Sparky, comme s'il pouvait lui répondre.

L'espace d'une fraction de seconde, Enzo se demande comment il va bien pouvoir promener Sparky au milieu des flaques gelées et des plaques de verglas. Mais la seconde suivant, la réalité le rattrape, et il se souvient que le vétérinaire doit passer dans la matinée pour ausculter le vieux berger allemand. La maladie de Crohn a gagné le combat, et le fidèle ami d'Enzo a arrêté de se battre. Il n'est plus que l'ombre de lui-même et il n'utilise le peu de forces qui lui restent que pour s'alimenter, et encore. Il a perdu la moitié de son poids et n'a même plus la force de se lever pour sortir faire ses besoins. Enzo a encore l'espoir que le vétérinaire trouvera une dernière solution miracle, et que son fidèle ami pourra l'accompagner encore quelques temps.

« *Mon fidèle ami, pense Enzo. Ne pars pas, ne me laisse pas* ».

Comme s'il savait que la fin s'approche, Sparky n'est pas resté dormir dans son grand panier d'osier. Il a trouvé la force de se trainer sur le carrelage du living, pour aller s'installer devant la fenêtre donnant sur le jardin. Il ne dort pas, mais ses yeux à moitié fermés trahissent l'immense fatigue qui l'envahit. Il contemple les oiseaux qui se posent sur le rebord enneigé de la piscine, et se souvient de l'époque où il jouait dehors avec Lilou et Charlotte ; cette belle époque où il pouvait courir après les papillons et traverser le jardin comme une fusée pour attraper le bâton lancé par son maître...

Ce matin, Enzo a décidé de rester allongé près de son fidèle compagnon jusqu'à l'arrivée du vétérinaire ; comme pour profiter des derniers instants que la vie leur permet de passer ensemble.

J'espère que j'aurai été un aussi bon maître que toi un bon chien. Pardonne-moi si je n'ai pas toujours été à la hauteur.

Vers 10 heures, la sonnette retentit dans la maison et fait sursauter le maître comme le chien. Enzo se lève pour aller ouvrir la porte au vétérinaire, les yeux rougis par le chagrin.

— Bonjour docteur.

— Bonjour Enzo. Comment va Sparky ?

— Il ne va pas bien docteur, on vous attendait, répond Enzo d'une petite voix avant d'essuyer ses larmes d'un revers de la main. Cela fait des années que le Dr Vinot s'occupe de Sparky, et il l'a vu dépérir mois après mois. Il a tout tenté pour améliorer la qualité de vie du vieux chien, mais il sait que la nature finira tout de même par emporter la partie, que cela soit aujourd'hui, ou bien un peu plus tard. En entrant, il demande à Enzo si les médicaments ont fait de l'effet, et si Sparky a commencé à reprendre du poids. Mais le maître se contente de secouer la tête en signe de négation. Le Dr Vinot pose alors sa sacoche sur la table basse et ne prend que son stéthoscope avant d'aller se mettre à genoux à côté du vieux berger allemand.

— Bonjour mon grand. Tu te souviens de moi ? Je ne vais pas te faire de mal.

Il palpe le ventre, écoute le cœur, tente de détendre les articulations ankylosées, mais son silence en dit long sur son diagnostic. Après avoir caressé Sparky, il se relève pour discuter avec Enzo et lui annoncer que l'état de Sparky s'est encore aggravé :

— Il n'a plus aucune masse musculaire et son cœur fatigué ne tiendra pas beaucoup plus longtemps. Il faut maintenant choisir entre laisser la nature faire son œuvre, ou bien mettre un terme aux souffrances de Sparky.

Si le Dr Vinot ne fait rien, le meilleur ami d'Enzo peut encore vivre quelques jours, mais ce sera alors dans de grandes souffrances. Le vétérinaire propose d'endormir le chien et de lui injecter ensuite une dose mortelle de Pentobarbital, pour lui permettre de partir dans de meilleures conditions. *Je ne suis pas prêt !* songe Enzo. C'est trop tôt !

Il est sous le choc et s'écroule dans le canapé, submergé par la tristesse de ce qu'il vient d'entendre. Comment peut-il prendre la décision de faire assassiner son fidèle ami ? Comment être sûr qu'il n'y a plus d'espoir et que l'euthanasie est vraiment la meilleure solution ? Le maître et son chien ont vécu tellement de choses ensemble durant ces seize dernières années, qu'Enzo ne sait pas quoi répondre au Dr Vinot. Ce sont les années d'expérience aux soins intensifs qui vont aider le maître à prendre la bonne décision. Il se souvient de ces nombreuses familles qu'il a vu pleurer à l'annonce du pronostic terminal de leur proche. Il se souvient de toutes ces fois où il était avec le chef de clinique, pour expliquer aux familles qu'il était préférable de laisser partir le patient, plutôt que de lui infliger de longues souffrances liées à l'acharnement des soins. Il se souvient à quel point la décision était difficile à prendre et comment les proches se retrouvaient plongés dans la tristesse et le doute. Enzo se lève alors du canapé et regarde le Dr Vinot dans les yeux.

— Promettez-moi qu'il ne souffrira pas et qu'il ne se rendra compte de rien. Promettez-moi que je prends la bonne décision si je vous laisse mettre fin à la vie de mon meilleur et de mon plus fidèle ami.

— Oui Enzo, je pense que c'est la meilleure chose à faire. Je vous promets qu'il ne se rendra compte de rien.

— Alors laissez-moi juste quelques minutes avec lui, et je vous laisserai faire votre travail.

Enzo part dans le garage, puis en revient avec un énorme fémur de bœuf qu'il avait acheté en prévision de ce dur moment. Sparky a toujours aimé ronger des os de toutes tailles. Son maître a donc voulu lui offrir ce dernier petit plaisir, afin qu'il parte dans un monde meilleur avec son os préféré dans la gueule.

— Tiens mon loulou, régale-toi, dit Enzo à Sparky en pleurant. Je sais que tu adores ces os, alors profite de celui-là.

En voyant l'énorme fémur de près de cinquante centimètres de long, les yeux de Sparky se mettent à pétiller, et sa queue balaie le carrelage de gauche à droite, comme lorsqu'il n'était encore qu'un chiot. Enzo donne l'os à son compagnon, pendant que le vétérinaire pose une perfusion et prépare ses seringues. Enzo s'assoit à côté de son chien et le caresse lentement, pendant que le somnifère commence son œuvre. La queue ne remue plus, et les yeux de Sparky se ferment lentement, alors qu'il a toujours son os dans la gueule.

Adieu mon chien. Sois heureux au paradis.

Enzo est pompier depuis vingt-trois ans, et infirmier aux soins intensifs depuis huit ans. Il a vu mourir tellement de gens, que cela fait bien des années qu'il a arrêté de tenir le compte. Il pensait être fort et digne lorsque Sparky partirait, mais c'est trop difficile pour lui. Les yeux du vieux berger allemand se sont fermés pour la dernière fois ; il s'est endormi et est parti pour un long voyage. Enzo se lève alors et quitte la pièce. Il est resté jusqu'au dernier moment de lucidité de son ami, afin qu'il ne soit pas seul pour son grand départ, mais il ne peut pas voir son envol pour l'au-delà et le transport de son corps sans vie. Les choses vont très vite. Sparky commence par arrêter de respirer, puis son cœur se fige lui aussi presque immédiatement. La vie l'a abandonné après 16 ans de joie et de fidélité à son maître. Le Dr Vinot prend alors délicatement Sparky dans ses bras pour l'emmener jusqu'à sa voiture. Après le départ du vétérinaire, la maison semble vide. Le panier de Sparky est inoccupé et l'absence du chien est une épreuve trop pénible pour son maître. Il décide alors de sortir de la maison et d'aller faire un tour en voiture. Enzo ne sait pas où il va, il se contente de rouler et de contempler le paysage de la campagne qui l'entoure. Régulièrement, des bouquets de fleurs sont accrochés sur les arbres où des accidents sont venus prendre les vies des conducteurs trop pressés. À chaque bouquet, le souvenir des derniers instants de Sparky submerge Enzo, et ses yeux rouges se remplissent de larmes.

Le téléphone sonne, c'est Ludivine. Elle doit vouloir savoir comment s'est passé la visite du vétérinaire, mais Enzo n'a pas le courage de lui annoncer la nouvelle, il ne décroche pas. Après avoir roulé pendant près d'une heure, Enzo décide de rentrer, et fait donc demi-tour vers son petit village. Il fait attention, car les plaques de verglas ne sont pas toutes fondues, et la route peut donc être très glissante. À cette époque de l'année, la nuit tombe vite, et la luminosité commence déjà à diminuer, alors Enzo est content lorsqu'il traverse enfin le dernier village avant d'arriver chez lui. À la sortie de la petite bourgade, il reste moins de cinq kilomètres à parcourir avant d'arriver à la maison. Enzo commence alors à réfléchir à ce qu'il va dire à ses filles lorsqu'elles vont rentrer de leurs activités et qu'elles verront que Sparky n'est plus là. Comment leur annoncer que le chien avec lequel elles ont grandi est mort ? À leur âge, on ne peut plus se contenter de leur dire qu'il est monté au paradis. Mais alors qu'Enzo est dans ses pensées, une sensation étrange le parcourt et une vague de froid l'envahit. La route semble se déformer devant ses yeux, les arbres deviennent flous et de violents vertiges lui font perdre connaissance.

Lorsqu'Enzo se réveille, il ne comprend pas ce qui lui arrive. Il est toujours assis dans sa voiture, mais il a la tête en bas, et seule sa ceinture de sécurité l'empêche de tomber sur le toit qui se trouve maintenant en-dessous de lui. Une violente douleur le prend alors au niveau de l'épaule gauche, puis il se rend compte que ses jambes sont coincées par le tableau de bord enfoncé. C'est une nouvelle douleur insupportable qui le prend lorsqu'il tente de bouger sa jambe gauche. Il sent alors une main qui saisit la sienne, mais il ne peut pas bouger la tête pour voir qui est à côté de lui. Cette main réconfortante est comme une bouée en pleine mer. Elle ravive dans la tête d'Enzo le souvenir de l'accident de moto qu'il avait eu 23 ans plus tôt.

— Ne bougez pas monsieur, vous avez eu un accident. Ne vous inquiétez pas, je suis pompier, et avec mes collègues on essaie de vous sortir de la voiture.

Aidez-moi ! songe Enzo en pensant à sa compagne et ses filles.

Mais une nouvelle vague de froid envahit Enzo, puis le tableau de bord se déforme, la voix du pompier se fait lointaine, et puis plus rien…

Lorsque Enzo se réveillera dans son propre service de soins intensifs, les médecins seront incapables de lui expliquer les raisons de son malaise. Plusieurs nouvelles syncopes surviendront durant l'hospitalisation, mais personne ne pourra jamais en trouver la cause. Les mois qu'Enzo passera ensuite comme patient de ses collègues et dans les cabinets des kinésithérapeutes renforceront son sentiment sur une chose : les vrais héros ne sont pas seulement les soignants et les secouristes, mais aussi et surtout les patients et les victimes de la vie !

Glossaire

Aide-soignant : Intégré à une équipe de soins, l'aide-soignant assiste l'infirmier dans les activités quotidiennes de soins. Il contribue au bien-être des malades, en les accompagnant dans tous les gestes de la vie quotidienne et en aidant au maintien de leur autonomie. (Définition du Ministère des Solidarités et de la Santé)

CS : Le Centre de Secours est un bâtiment qui sert à loger les pompiers et les matériels nécessaires à leurs missions. (Définition personnelle)

FPTSR : Le Fourgon Pompe Tonne et Secours Routier est un engin pompier disposant aussi bien du matériel nécessaire à la lutte contre les incendies que celui pour le secours routier. (Définition personnelle)

Pompe volumétrique : Système actif de perfusion permettant la diffusion à un débit précis de produits médicamenteux de volumes importants. (Définition de pharmareflex.com)

Scope : Il permet la surveillance du patient en continu, et contribue à dépister des anomalies mettant en jeu le pronostic vital. Le choix des paramètres se fait en fonction de l'état clinique du patient et des thérapeutiques. Il peut mesurer la fréquence cardiaque, la pression artérielle invasive ou non, la saturation périphérique en oxygène, la fréquence respiratoire, la température, la pression intracrânienne, les pressions intracardiaques, la pression vésicale… (Définition personnelle)

VSAV : Le Véhicule de Secours et d'Assistance aux Victimes est un engin pompier affecté au secours d'urgence à victime. (Définition personnelle)

Locked-in syndrome : Affection neurologique rare, généralement consécutive à un AVC, dans laquelle le patient reste conscient, avec l'ouïe et la vue intactes, mais est totalement paralysé et incapable de parler ; syndrome d'enfermement. (Le patient ne peut communiquer que par des mouvements des paupières.) (Définition du Larousse)

Maréchaussée : Corps militaire de cavaliers chargé, sous l'Ancien Régime, d'assurer la sécurité publique et qui, réorganisé en 1791, a pris le nom de gendarmerie nationale. Terme familier pour désigner la gendarmerie. (Définition du Larousse)

Escarre : Nécrose de la peau et des tissus sous-jacents, formant une croûte noire puis un ulcère, survenant surtout chez les personnes alitées. (Définition du Larousse)

Interne : L'interne, anciennement l'interne des hôpitaux, est un personnel médical en formation en médecine, pharmacie ou odontologie acquérant une formation clinique à plein temps au sein d'un centre hospitalier universitaire [...]. L'internat est obligatoire pour un futur médecin, pour toutes les spécialités, dont la médecine générale. (Définition de Wikipédia)

Remerciements

À mon chef de service aux soins intensifs, pour son écoute et sa bienveillance durant toutes ces années et qui a donné son accord pour ce récit,

À Danièle et Robert, mes parents, sans qui ce livre n'aurait jamais vu le jour,

À ma compagne et mes filles, qui m'ont soutenu et ont eu la patience de m'accompagner durant la rédaction,

À mes collègues et amis, avec lesquels j'ai partagé tant de choses à l'hôpital ou lors des gardes dans le camion,

À mes patients et toutes les personnes qui ont eu confiance en moi pour les aider dans des moments difficiles,

À Sparky, mon fidèle ami, parti trop tôt.

Table des matières

Préface 5
Le début d'une histoire 7
De la difficulté de choisir 17
Un nouveau cœur pour une nouvelle vie 27
Clémentine 39
Un vrai petit dur 49
Et si c'était vrai… 63
Les dangers de l'inconscience 75
Comment lui dire ? 87
Notre bel hôpital 97
Prisonnière 107
Quand la certitude joue avec la mort 117
À chacun ses compétences 129
Les chanceux fainéants 139
Des gens comme les autres 153
Les risques du métier 165
Une longue nuit 177
La mort en face 189
Quand la mort est la seule à décider 199

Le nerf de la guerre	209
À armes inégales	221
Juste merci	233
Nos chers patients	245
Je vais te tuer !	257
Une 4L, des chevaux, des motards…	269
La fin d'une aventure	287

www.ingramcontent.com/pod-product-compliance
Lightning Source LLC
Chambersburg PA
CBHW071349210526
45465CB00001B/38